Denkschrift

über das

öffentliche Gesundheitswesen

Helgolands

für die Jahre 1886—1889.

Denkschrift

über das

öffentliche Gesundheitswesen

Helgolands

für die Jahre 1886—1889

von

Dr. E. Lindemann,
Landesphysikus und Badearzt auf Helgoland.

Mit 2 Tafeln und einer Textfigur.

Durch Erlaß Sr. Excellenz des Herrn Ministers der geistlichen, Unterrichts- und Medizinal-Angelegenheiten zum Druck bestimmt.

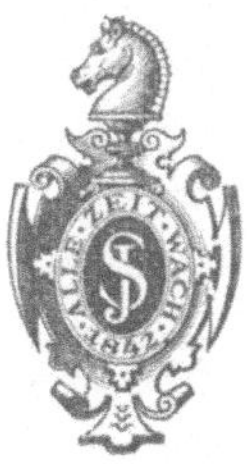

Springer-Verlag Berlin Heidelberg GmbH
1891.

Additional material to this book can be downloaded from http://extras.springer.com

ISBN 978-3-642-90047-1 ISBN 978-3-642-91904-6 (eBook)
DOI 10.1007/978-3-642-91904-6

Vorwort.

Eine genaue Besprechung des öffentlichen Gesundheitswesens auf Helgoland dürfte von allgemein wissenschaftlichem Interesse sein, da in Folge der Kleinheit und Abgeschlossenheit der Insel, der Stabilität ihrer Bewohner die sanitären Verhältnisse sich gut überblicken, die Ursachen der Krankheiten sich leichter feststellen, die Krankheiten selbst sich besser verfolgen lassen wie auf dem Festlande, wo die Bewegung der Bevölkerung eine größere ist, wo sich die Patienten dem Arzte mehr entziehen können.

Der jetzige Zeitpunkt erscheint für diese Arbeit besonders geeignet, da nach dem Wechsel der Regierungen auf Helgoland sicher Veränderungen bevorstehen, deren Einfluß sich auch auf das Gesundheitswesen geltend macht und nach Fixirung der Gesundheitsverhältnisse während der letzten englischen Zeit sich später wird ermitteln lassen. So weit wie möglich wurde das preußische Reglement berücksichtigt und die Arbeit nach dem Vorbild der preußischen Physikats-Berichte angelegt.

Helgoland, im Mai 1891.

Inhaltsverzeichniß.

Einleitung.

Das öffentliche Gesundheitswesen Helgolands.

Erster Abschnitt: Das Klima.

Zweiter Abschnitt: Bewegung der Bevölkerung.

Dritter Abschnitt: Gesundheitsverhältnisse.

Vierter Abschnitt: Die Wohnstätten und der Haushalt der Helgoländer.

Verzeichniß der Tafeln und Tabellen.

Tafeln:

Tabellen:

Einleitung.

1. Lage, Größe, Eintheilung.

Die deutsche Nordseeinsel Helgoland liegt unter 54° 11′ nördlicher Breite und 7° 53′ östlicher Länge von Greenwich und ist von Cuxhafen, dem ihr zunächst gelegenen Ort des Festlandes, mittels Dampfschiffen in ca. drei Stunden zu erreichen. Die Entfernung Helgolands von den Hauptplätzen des Continents und seine Lage zu denselben ist aus beigefügter Tabelle Nr. 1 (Seite 2 und 3) ersichtlich.

Helgoland besteht:

1. Aus einem fast senkrecht aus der See sich erhebenden, braunrothen Felsen, von der Gestalt eines stumpfwinkligen Dreiecks, dem Oberlande. Seine Größe beträgt 0,43 qkm. Die Längsrichtung des Oberlandes erstreckt sich von NNW nach SSO. Die Südostseite ist ca. 600, die Nordostseite 1400 und die Südwestseite 1600 m lang; die größte Breite beträgt ca. 1/2 km.
2. Aus dem Unterlande, einem sandigen Vorlande, welches ca. 0,08 km groß ist, im Südosten des Felsens liegt und mit diesem durch eine bequem zu ersteigende Treppe von 188 Stufen, sowie durch einen Aufzug verbunden ist.
3. Aus der Düne, einer langgestreckten, schmalen Sandbank, welche bei Ebbe 320 m breit und 2200 m lang ist. Sie hat fast dieselbe Längsrichtung wie der Felsen und liegt 1875 m östlich von ihm.

2. Bodenkunde.

Der Felsen des Oberlandes gehört der Triasformation — dem Buntsandstein — an. Seine Schichten fallen von NW zu NO in einem

Tab. Nr. 1. **Entfernung Helgo-**

Luftlinie = seitlich stehende fettgedruckte Zahlen.

Entfern. in geogr. Meilen, Luftlinie	N	NNO	NO	ONO	O	OSO	SO	SSO	Entfern. in geogr. Meilen, Luftlinie
—	—	—	—	—	—	—	I. Elbfeuerschiff 4½	—	—
5	—	—	—	—	—	—	Schaarhörn	—	**5**
6½	—	—	—	Pellworm	St. Peter	—	Neuwerk	—	**6½**
7½	—	—	Amrum	—	—	Büsum (21)*)	—	Rother Sand	**7½**
9½	—	Hörnum a. Sylt	—	Nordstrand	Tönning (18)	—	Cuxhafen (9½)	Weser Leuchtthurm	**9½**
10	—	Wyk a. Föhr	—	—	Heide (17)	Meldorf (15)	Otterndorf (11½)	—	**10**
11	—	Westerland a. Sylt	—	Husum (22)	—	Brunsbüttel (40)	—	Bremerhafen (50)	**11**
14	—	Tondern (30)	—	Schleswig (43)	—	Itzehoe (35)	—	—	**14**
15	—	Romoe	—	—	Rendsburg (41)	Krempe (34)	Glückstadt (33)	—	**15**
16	—	—	Flensburg (50)	—	—	Elmshorn (31)	Stade (19)	Vegesack (46)	**16**
17	—	—	Glücksburg (50)	Eckernförde (45)	—	Bramstedt (35)	—	—	**17**
18	—	Fanoe	Apenrade (55)	—	—	Neumünster (36)	Pinneberg (29)	Bremen (44)	**18**
19	—	Ribe (62)	—	Kappeln (57)	Kiel (41)	—	Blankenese (28)	—	**19**
21	—	Hadersleben (59)	Augustenburg, Alsen	—	Preetz (43)	Segeberg (40)	Altona-Hamburg (25)	—	**21**
24	—	Kolding (63)	—	—	Neustadt (49)	Lübeck (34)	Friedrichsruh (30)	—	**24**
32	—	—	Korsör (60)	—	—	Schwerin (45)	—	Hannover (48)	**32**
39	—	—	—	—	Rostock (53)	—	Wittenberge (48)	Braunschweig (51)	**39**
46	—	—	Kopenhag. (74)	—	Stralsund (62)	—	—	Magdeburg (58)	**46**
50	—	Gothenburg (104)	Malmö (79)	—	Putbus (69)	—	—	Halle (70)	**50**
56	—	—	—	—	Swinemünde (78)	—	Berlin (64)	Gotha (88)	**56**
60	Christiansund	—	—	Rönne auf Bornholm (98)	—	Stettin (74)	—	—	**60**
65	—	—	—	—	Colberg (106)	—	—	Leipzig (75)	**65**
70	—	—	—	—	—	—	Dresden (89)	Baireuth (120)	**70**
75	—	—	—	—	—	—	—	Karlsbad (120)	**75**
85	—	—	—	—	—	Posen (100)	Prag (115)	—	**85**
90	—	—	Norrköping (138)	—	Danzig (126)	—	Breslau (113)	Passau (152)	**90**
ca. **100**	Bergen	Christiania (135)	—	—	—	—	—	—	ca. **100**
ca. **120**	—	—	Stockholm (162,5)	Libau (220)	Tilsit (160)	Warschau (180)	Wien (170)	—	ca. **120**
ca. **130**	—	—	—	—	—	—	—	Venedig (270)	ca. **130**
ca. **140**	—	Drontheim (211)	—	Riga (226)	Wilna (230)	—	Pest (208)	—	ca. **140**
ca. **160**	—	—	Helsingforst (332)	—	—	Lemberg (203)	—	—	ca. **160**
ca. **200**	—	—	—	Petersburg (272)	—	Kiew (284)	Belgrad (256)	Rom (324)	ca. **200**
ca. **230**	—	—	—	—	Moskau (307)	Odessa (302)	Bukarest (312)	Brindisi (367)	ca. **230**
ca. **280**	—	Nordcap	—	Archangel	—	Sebastopol	Constantinopel (400)	Athen (484)	ca. **280**
ca. **400**	—	Spitzbergen	—	Nischni Nowgorod	—	Tiflis	Cypern	Alexandrien	ca. **400**
ca. **700**	—	—	—	Jeniseisk	—	Himalaya (Nordwestecke)	—	Aden	ca. **700**
ca. **900**	—	Behringstr.	—	Orchotsk	—	—	Bombay	—	ca. **900**

(punktiert) = Leuchtthürme. (unterstrichen) = Badeorte. (gewellt) = Hauptstädte.

*) Diese eingeklammerten Zahlen bedeuten die nächste Route im Postverkehr für den betr. Ort von Helgoland via Cuxhafen und sind von mir nach dem Reichscursbuch berechnet.

lands von folgenden Plätzen:
Postlinie = unter den Namen stehende eingeklammerte Zahlen.*)

Entfern. in geogr. Meilen, Luftlinie	S	SSW	SW	WSW	W	WNW	NW	NNW	Entfern. in geogr. Meilen, Luftlinie
—	—	—	—	—	—	—	—	—	—
5	—	—	—	—	—	—	—	—	5
6½	—	Wangeroog 6	—	—	—	—	—	—	6½
7½	Schillinghörn	Spikeroog	—	—	—	—	—	—	7½
9½	—	—	—	—	—	—	—	—	9½
10	Wilhelmshaven 10½ (55)	—	—	—	—	—	—	—	10
11	—	Aurich (61)	Norderney	—	—	—	—	—	11
14	—	—	—	—	—	—	—	—	14
15	—	Emden (57)	—	Borkum	—	—	—	—	15
16	Oldenburg (49)	—	—	—	—	—	—	—	16
17	—	—	—	—	—	—	—	—	17
18	—	—	—	—	—	—	—	—	18
19	—	—	—	—	—	—	—	—	19
21	—	—	—	—	—	—	—	—	21
24	—	Meppen (69)	Leuwarden (75)	—	—	—	—	—	24
32	Osnabrück (60)	—	—	—	—	—	—	—	32
39	—	—	Amsterdam (89)	—	—	—	—	—	39
46	Cassel (70)	Elberfeld (78)	Scheveningen (93)	—	—	—	—	—	46
50	Marburg (125)	Cöln (85)	—	—	—	—	—	—	50
56	Gießen (88)	Aachen (95)	Antwerpen (100)	—	—	—	—	—	56
60	—	Coblenz (87)	Brüssel (115)	Yarmouth Engl. Küste	—	—	—	—	60
65	Frankf. a. M. (97)	—	Ostende (132)	—	—	—	—	—	65
70	—	—	—	—	—	—	—	—	70
75	Heidelberg (109)	Metz (136)	—	—	Hull (158)	—	—	—	75
85	Stuttgart (124)	—	—	—	—	—	—	—	85
90	—	Straßburg (120)	—	London (130)	—	—	—	—	90
ca. 100	München (149)	Basel (150)	Paris (150)	Portsmouth (146)	Liverpool (173)	Edinburg (216)	—	—	ca. 100
ca. 120	—	Genf (185)	Cherbourg (200)	—	—	—	—	—	ca. 120
ca. 130	Mailand (234)	Lyon (208)	Tours (182)	—	Dublin (204)	—	—	—	ca. 130
ca. 140	Genua (253)	—	—	—	—	—	—	—	ca. 140
ca. 160	—	Marseille (247)	Bordeaux (229)	—	—	—	—	—	ca. 160
ca. 200	—	Barcelona (310)	—	—	—	—	—	—	ca. 200
ca. 230	—	—	Madrid (330)	—	—	Isländische Küste	—	—	ca. 230
ca. 280	Tunis	—	Cadix (430)	—	—	—	—	—	ca. 280
ca. 400	—	Marokko	Madeira	Azoren	—	Grönland	—	—	ca. 400
ca. 700	Kamerun	—	—	Halifax	—	—	—	—	ca. 700
ca. 900	Victoria Nyanza-See	—	Bahia	Chicago	—	—	—	—	ca. 900

Durchschnittliche Fahrzeit:

Gew. Zug . . . . 4½ Meilen pro Stunde
Schnellzug . . . . 6½ " " "
Expreßzug . . . . 7½ " " "

Durchschnittlicher Fahrpreis in Norddeutschland.

I. Kl. 60 Pfg. pro Meile, II. Kl. 45 Pfg. pro Meile,
III. " 30 " " " IV. " 15 " " "

Winkel von 10—15 ° ab. Wiebel*) sagt von ihm: „Das Gestein desselben ist ein verhärteter Thon, wechselnd mit Bänken eines Sandsteines.“ Allerdings läßt sich dasselbe auch — nach eigenen Versuchen — mit Wasser vermengt lehmartig erweichen und wie gewöhnlicher Thon zu Terracottafiguren verarbeiten. Nach Wiebel fällt die Entstehung der Insel in die Tertiärzeit. Während der Eisperiode, deren Zeugen die noch jetzt vorhandenen erratischen Blöcke des Oberlandes waren, ward Helgoland bis auf das jetzige Niveau abgehobelt. Die Verwerfungen, Klüfte, vor allem die verschiedene Durchlässigkeit des Gesteins, sind die drei Faktoren, welche dem Meer, besonders aber dem Frost, bei ihrer weiteren Zerstörungsarbeit behülflich waren. Ueber die Größe der Abbröckelung in einem bestimmten Zeitraum, also auch die Verkleinerung des Felsens in der Zukunft, vermag Tafel II zwischen der Wiebel'schen und einer neueren, welch' letztere in genau derselben Weise angefertigt ist, ein anschauliches Bild zu geben. Aus ihr ist ersichtlich, daß der Fels am schnellsten abbröckelt:

1. an der ganzen Nordostseite, — weil hier sich die Bodenfeuchtigkeit ansammelt und mit dem Felsrande vermischt;
2. an den freigelegenen Felsecken: Nordspitze, Südspitze, besonders aber der Nordostecke. Hier — Ecke Kirchen- und O'Brienstraße — liegen die Schmutzwasserausgüsse des Oberlandes und führen dem Abhang am meisten Feuchtigkeit zu.

Die Höhe des Oberlandes schwankt zwischen 65 m, dem Lummenfelsen in der Nähe der Nordspitze und 35 m, der vorhin genannten Ecke von Kirchen- und O'Brienstraße an der Nordostseite. In der Nähe der letzteren liegen in einer Niederung des Felsens 3 künstlich ausgegrabene muldenförmige Vertiefungen, die sog. „Sapskuhlen“, welche früher als Cisternen gebraucht wurden. In der dem Orte zunächst befindlichen Sapskuhle liegt der größte der vorhin erwähnten erratischen Blöcke.

Die Höhe der den Felsen bedeckenden Erdschicht beträgt 6—15 Fuß (15 an der Südspitze), nur auf dem Kirchhof hat sich dieselbe durch künstliches Ausgraben und Aufschütten auf 20—30 Fuß vermehrt.

Das Unterland liegt in SO des Felsens und ist zum größten Theile angeschwemmtes Erdreich, wie es Bollwerke erkennen lassen, die in Häusern hart am Felsen aufgefunden sind und hier zweifelsohne zum Schutz gegen die andringenden Wellen einst errichtet wurden.

---

*) K. W. Wiebel, die Insel Helgoland. Untersuchungen über deren Größe in Vorzeit und Gegenwart. Hamburg 1852.

In früherer Zeit erstreckte sich das Unterland viel weiter ins Meer nach Osten und Nordosten bis zur Düne, mit welcher es bis 1720 durch einen Steinwall, der vom jetzigen Wallhörn ausging, verbunden war. Auch jetzt noch verändert sich die Gestalt und Größe des Strandes sehr und nimmt unter dem Einfluß der wechselnden Meeresströmung und der andrängenden Wellen bald ab, bald zu. Ausgenommen hiervon ist der Oststrand, welcher, durch Bollwerk geschützt, den Wellen Stand hält und unverändert bleibt, ja in der Nähe des Felsens sich auf Kosten desselben mehr und mehr vergrößert. Bei Bohrungen trifft man zuerst auf eine Steingeröll-, dann auf eine Sandschicht, in welcher häufig Grundwasser, das mit der See communicirt, vorhanden ist.

Erst in ca. 15—20 Fuß Tiefe erreicht man den Felsen, dessen Schichten ebenso verlaufen, wie beim Oberlande. Weiterhin unter'm Meer tritt ein Abfall des Felsgrundes nur allmählich ein, so daß in einer Entfernung von 1000 m südöstlich vom Unterlande 3—4 Faden Wasser, nordöstlich — in der Richtung nach der Düne — 4—5 Faden Wasser sich befinden.

Die Düne, eine schmale, langgestreckte Sandinsel, welche durch einen 1,9 km breiten Kanal vom Felsen getrennt ist, muß als Rest des ehedem erheblich größeren diluvialen Vorlandes angesehen werden. Den Kern desselben bildeten Trias-Jura- und Kreideablagerungen, deren Schichtenköpfe bei tiefer Ebbe noch heute in der NW Verlängerung als „Klippen" sichtbar werden. Ehedem mit dem Unterlande durch einen Steinwall verbunden und gegen die Nordweststürme durch einen vorliegenden Kreidefelsen, „Wittklipp", geschützt, ist die Düne nach Einsturz der Wittklipp 1711 und Durchbruch des Steinwalls 1720 erheblich kleiner geworden. Hauptsächlich hat in den letzten Jahrzehnten unter der zerstörenden Wirkung von Brandung und Meeresströmung die Helgoland zugekehrte Südwestseite, zumal der Herrenbadestrand gelitten, so daß der südliche Reimers'sche Pavillon wiederholt nach Osten hin verlegt werden mußte, und noch jetzt nehmen die Novemberstürme fast alljährlich ein Stück von den Hügeln an der Westseite fort. Allerdings wird der hier weggetragene Sand an der Ostseite der Düne wieder angeschwemmt, so daß dieselbe sich stets auf Kosten der Westseite vergrößert und die Düne allmählich mit ihrer Südspitze sich weiterhin nach Osten herumlagert. Aus Tafel I wird diese Verlagerung der Düne veranschaulicht. Unter der oberen mehr oder weniger tiefen Sandschicht der Düne findet sich Steingerölle, auch Tök an mancher Stelle und in großer, bisher noch nicht ermittelter, Tiefe der Felsen.

Von den zum Schutz der Düne angewandten Mitteln hat sich bis jetzt am besten bewährt das Anlegen von Gräben nahe und parallel dem Strande, welche sich bei günstigem Wind bald mit Sand wieder füllen, sodann aber ganz besonders die Pflanzung der Dünengräser, da sie mit dem dürrsten Sandboden vorlieb nehmen, in dem trockensten Sommer nicht verwelken und durch ihre weit verzweigten Wurzeln, sowie ihre gras- und schilfartigen Blätter den Sand zusammenhalten und gegen das Verstieben schützen. Das wichtigste und segensreichste Gewächs für die Düne ist in dieser Beziehung der Sandhafer oder Halem (Ammophila arenaria). Dasselbe Wort (Halm) gebrauchen die Helgoländer zur Bezeichnung der Düne. Ferner kommen nach Hallier*) für die Düne noch in Betracht: der Sandroggen Elymus arenarius, die Sandsaudistel Sonchus arvensis, der Dünenweizen Triticum junicum, das Sandveilchen Viola arenaria, die Sandsegge Carex arenaria u. s. w. welche alle den Flugsand zusammenhalten und so zum Schutz der Düne beitragen. — Daß der in den letzten Jahrzehnten von den Helgoländern geleistete Dünenschutz — durch Grabenziehen, Hügelaufwerfen, Buschpflanzen u. dgl. — der schnell fortschreitenden Verkleinerung in der Mitte dieses Jahrhunderts Einhalt gethan und so der Düne Nutzen gebracht hat, zeigt folgende Tabelle, welche die Größenverhältnisse der Düne im letzten Jahrhundert an der Hand verschiedener Messungen zur Anschauung bringt:

Uebersicht Nr. 1.

	1793	1820	1835	1845	1872	1888
Gesammtlänge der Düne in Metern	1248	948,6	836,6	1480	1684	1600
davon Länge der Hügel	1019,4	668,6	418,3	555	494	640
„ „ des Vorstrandes . . .	228,6	280	418,3	325	1190	960
und zwar im Norden	—	—	—	125	60	90
im Süden	—	—	—	800	1130	900
Gesammtbreite der Düne in Metern	617,1	400	209,1	250	211	320
davon Breite der Hügel	—	—	131,4	130	131	196
„ „ des Vorstrandes . . .	—	—	77,7	120	80	124
und zwar im Osten	—	—	—	34	60	100
im Westen	—	—	—	86	20	24

Diese Messungen sind vorgenommen:

1793 von einem aus Kopenhagen gesandten dänischen Ingenieur und dessen Assistenten Laß Friedrich Lassen.

*) E. Hallier, Helgoland, Nordseestudien. Hamburg 1869.

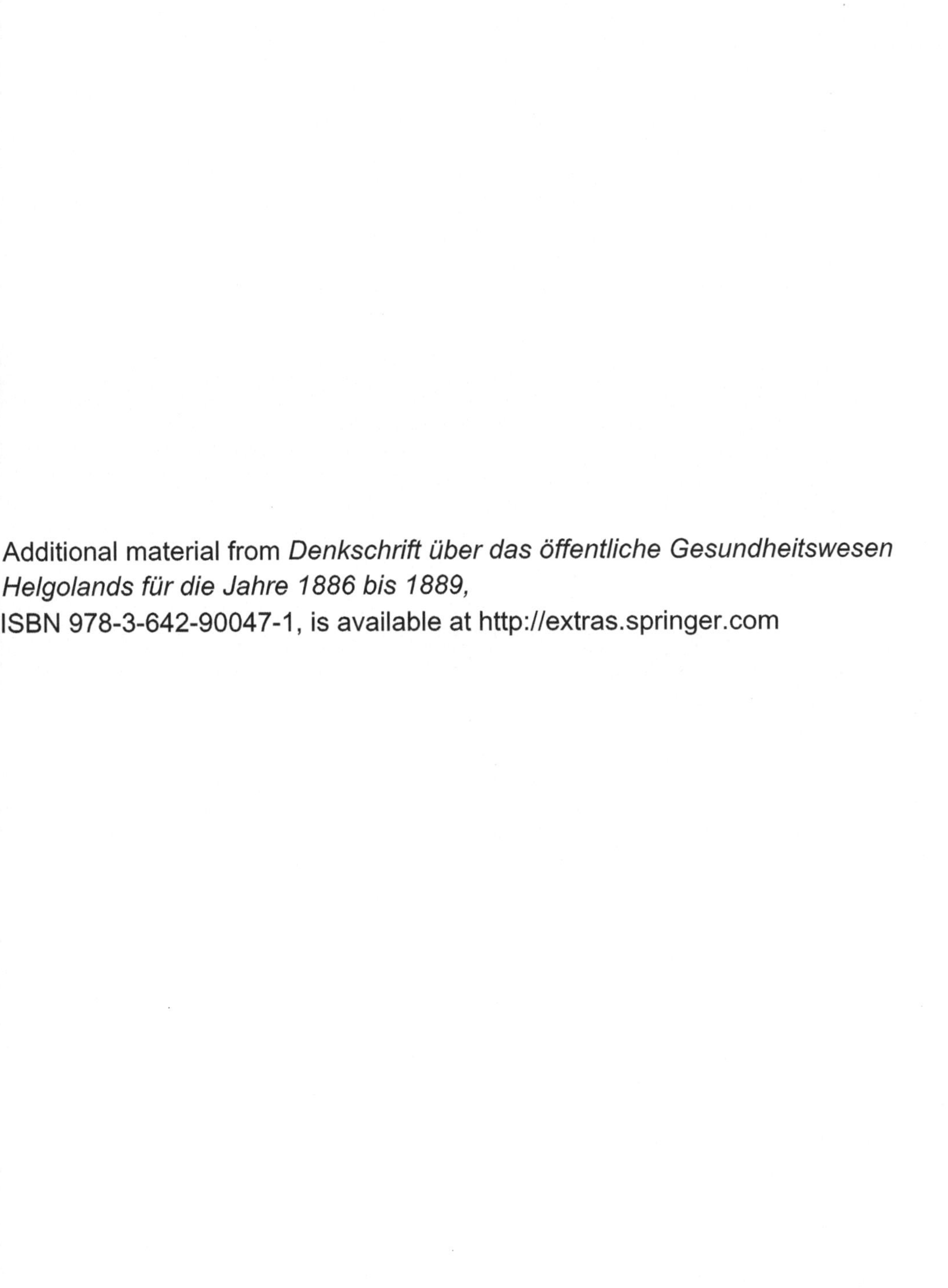

Additional material from *Denkschrift über das öffentliche Gesundheitswesen Helgolands für die Jahre 1886 bis 1889,*
ISBN 978-3-642-90047-1, is available at http://extras.springer.com

1820 und 1835 von Frank Heikens*). Wahrscheinlich sind diese drei Messungen bei Flut, wie bei den folgenden drei, aber ohne die schmale südliche Landzunge, die Aade, gemacht, so daß daher der bedeutende Zahlenunterschied bezüglich der Länge der Düne sich erklärt.

1845 von Prof. Wiebel. (Nach seiner Karte geschätzt.)

1872 und 1888 von Herrn Peter Reimers, bei Hochwasser und der Süderbake ausgeführt.

3. Benutzung und Erzeugnisse des Bodens.

Für die Erzeugnisse des Helgoländer Bodens ist, wie überall, die Beschaffenheit desselben im Verein mit dem Klima maßgebend. Es verhindert der felsige, sandige Grund auf der einen, die salzhaltige Luft, die Windstärke auf der andern Seite viele Pflanzen am Gedeihen. Wenn so die Flora Helgolands an Reichhaltigkeit der festländischen nachsteht, muß hervorgehoben werden, daß sie an Güte andere Pflanzen des Festlandes oft übertrifft. Der Grund hierfür, wie für die Thatsache, daß im Freien die Feige, die Maulbeere reift, der Lorbeer blüht und die Rose oft noch im December den Garten schmückt, ist das milde Seeklima. — Als Ackerpflanze, welche auf den Feldern des Oberlandes gebaut wird und im Haushalt der Helgoländer die erste Rolle spielt, ist zunächst die Kartoffel zu nennen, deren häufiges Vorkommen aus der Bezeichnung „Kartoffel-Allee" — für den Weg zur Nordspitze — hervorgeht. Wunderbar ist, daß die Güte derselben nicht gelitten hat, trotzdem Jahr ein Jahr aus seit einem Jahrhundert oder gar länger ohne Abwechselung dasselbe Land mit Kartoffeln beflanzt wird. Daneben wächst auch, — aber in viel geringerer Menge — Hafer, Gerste, Gemüse und zwar meist Kohl und Rüben auf den Feldern und in den Gärten. Der die Kartoffelfelder einschließende Theil des Oberlandes und zwar der „Klippe", — wie der unbebaute Theil genannt wird — dient zu Weideflächen für die Schafe, ca. 150 bis 200 an der Zahl. Außer ihnen giebt es hier an Hausvieh 10 Kühe, die in der Molkerei gehalten werden, ca. 80 Schweine und viele Hühner, Tauben u. dgl.

Im Unterlande wird wenig gepflanzt; nur in den vereinzelten Gärten wächst Gemüse. Hart am Nordoststrande gepflanzte Bäume verwelkten nach kurzer Zeit. Die Dünenflora ist beim Schutz der Düne

*) S. Memorabilien von Frank Heikens, herausgegeben von Adolph Stahr, pag. 75.

besprochen worden. Unter den Pflanzen des Meeres verdient die medizinisch verwerthbare Laminaria digitata hervorgehoben zu werden, welche, als Hauptbestandtheil des Seetangs, durch ihren Geruch uns oft lästig ist. Sie wird von einigen Helgoländern getrocknet versandt und gehört so zu den wenigen Industrieartikeln der Insel. Bezüglich der nicht im Haushalt verwandten Flora ist zu erwähnen, daß Helgoland an Holz-, sowie blüthenlosen Pflanzen (Kryptogamen), — abgesehen von den Meeresalgen — sehr arm, an Pilzen, Flechten und allen salzliebenden Pflanzen sehr reich ist. Laubmoose kommen selten, Lebermoose, Farrenkräuter und Bärlapparten garnicht vor, weil es ihnen an Schatten gebricht (s. Hallier, pag. 141). Von den zahlreichen auf Helgoland wildwachsenden Phanerogamen (ca. 220) lasse ich folgende Liste der hier einheimischen officinellen Pflanzen folgen:

1. Compositae, Zusammengesetztblüthige: Achillea millefolium, Schafgarbe; Artemisia vulgaris, Beifuß; Bellis perennis, Gänseblümchen; Calendula officinalis, Ringelblume; Centaurea cyanus, Kornblume; Matricaria chamomilla, Kamillen; Taraxacum officinale, Löwenzahn.
2. Boragineae: Borago officinalis, Borretsch.
3. Cruciferae, kreuzblüthige: Brassica nigra, Senf; Capsella bursa pastoris, Hirtentäschel; Sinapis alba, weißer Senf.
4. Fumariacea: Fumaria officinalis, Erdrauch.
5. Malvacea: malvenartige: Malva rotundifolia, Käspappel.
6. Papaveracera, mohnartige: Papaver somniferum, Mohn.
7. Solaneae, nachtschattenartige: Datura strammonium, Stechapfel; Hyoscyamus niger, Bilsenkraut; Solanum dulcamara, Bittersüß.
8. Umbelliferae, Doldenflanzen: Carum carvi, Kümmel; Daucus carola, Mohrrübe; Petroselinum sativum, Petersilie.
9. Urticareae, nesselartige: Urtica urens, Brennnessel.
10. Violarineae, veilchenartige: Viola tricolor, Stiefmütterchen.

4. Die Bevölkerung.

a. Nach Abstammung, Charakter, Sprache, Ernährung.

Die Helgoländer stammen ab von den Friesen, welche einst von Nordfriesland her hier eingewandert sind und sich, örtlich vom Festlande getrennt, trotz des großen Fremdenverkehrs hinsichtlich ihrer Stammeseigenthümlichkeiten, wie Sprache, Sitten, Gebräuche ziemlich rein erhalten haben. Diese Thatsache erklärt sich aus dem Grundcharakterzug des Helgoländers, die althergebrachten Lebensgewohnheiten und Anschauungen ehrerbietig und treu zu bewahren und fest untereinander, fremden Einflüssen gegenüber, zusammenzuhalten. Wie die meisten Seebewohner ist er wortkarg, wenig beweglich, schlau, mit Mutterwitz begabt und in Antworten schlagfertig; sein Sinn, durchaus nüchtern, ist für Ideelles wenig empfänglich, und nur auf das für's Leben Nutzbringende gerichtet. Dennoch ist ihm ein religiöser Sinn eigen, und oft mit wirklicher Frömmigkeit und Gottesfurcht verbunden, welche auch in seinem meist traulichen Familienleben zu Tage tritt. Diesem conservativen Sinn des Helgoländers ist es zu danken, daß die alte friesische Sprache noch ziemlich unvermischt als Umgangsprache sich erhalten hat. Einzelne deutsche Ausdrücke haben sich allerdings während der letzten Zeit in die Sprache eingeschlichen, was ebenso sehr auf den Fremdenbesuch im Sommer zurückzuführen ist, wie die nicht genug zu beklagende Verdrängung der kleidsamen Nationaltracht durch die moderne.

Die Hauptnahrung der Helgoländer, wenigstens der meisten, besteht aus Fisch und Kartoffeln und zwar ist das Bedürfniß darnach so groß, daß oft Reconvalescente diese heimatlichen Gerichte merkwürdigerweise gut ertragen. Außerdem essen die Fischer Speck, Schwarz-, selten Weißbrod, von Gemüse meistens Kohl, Fleisch dagegen weniger, mit Ausnahme der Jagdzeit im Frühling und Herbst während des Vogelflugs, wo Lerchen, Drosseln bei der Mahlzeit nicht zu den Seltenheiten gehören. Dieselben werden als willkommene Krankenspeise auch bei Armen stets vom Arzt mit Freuden begrüßt. Als Hauptgetränk ist Kaffee, Thee und leider auch vielfach der Alkohol zu nennen, welcher hier — neben den gebräuchlichen Arten — oft als „Negus" und „Welle", einem Gemisch aus Wein und Arrak, getrunken wird.

b. Nach Beruf, Erwerbsthätigkeit und Wohlstand.

Die Nähe der See weist den Helgoländer naturgemäß auf den Beruf als Fischer und Schiffer hin und ist dieser auch der weitaus häufigste, wogegen der Arbeiterstand sehr zurücktritt. Die Badezeit hat indeß noch einen vornehmeren Stand geschaffen, welcher, weil bequem und einträglich, vielumworben ist, den der Logirhausbesitzer. Hierdurch und überhaupt durch den leichten Gelderwerb im Sommer sind die mühsameren Erwerbszweige, im Winter besonders der Schellfischfang, sehr zurückgegangen. In den letzten fünf Jahren wurden Schellfische gefangen:

Im Winter	1886/87	vom 21.	Dec. 86	bis 31.	Jan. 87	ca.	195000	Stck.
= =	1887/88	= 5.	= 87	= 15.	= 88	=	56800	=
= =	1888/89	= 15.	= 88	= 15.	= 89	=	123000	=
= =	1889/90	= 15.	= 89	= 31.	= 90	=	3000	=
= =	1890/91 noch weniger,							

so daß im Winter 1889/90 und 1890/91 die Schaluppen überhaupt nicht gebraucht wurden. Hierzu kommt noch der Schellfischfang im Frühjahr (Mitte April bis Mitte Juli), dessen Ertrag nicht so genau zu ermitteln war, aber auch in den letzten Jahren geringer geworden ist. Allerdings soll auch ein von Jahr zu Jahr erheblicher Mangel an Fischen in der Nordsee bemerkbar und nach Aussage der Fischer in dem überhand nehmenden Fischen der englischen Fischkutter und mittelst Dampfschiffen begründet sein, weil hierdurch zu viel junge Brut getödtet würde. Auch der Hummerfang ist in letzter Zeit nicht so bedeutend gewesen wie früher.

An Hummern wurden gefangen:*)

1886	ca.	38000	Stück
1887	=	34000	=
1888	=	34000	=
1889	=	35000	=

Die Ausfuhr von Hummern und Fischen ergiebt sich aus beifolgender Tabelle Nr. 2, Seite 11.

Von den in der Nordsee bei Helgoland vorkommenden Fischen sind folgende als „eßbare" für den Lebensunterhalt der Insulaner wichtig:

1. Der Aal, Anguilla vulgaris, sehr häufig im Juni, findet sich vereinzelt zwischen Blättern von Laminaria digitata.
2. Die Aalmutter, Zoarces viviparus, sehr häufig an der Westseite, verbirgt sich ebenfalls im Seetang.
3. Der Dornhai, Acanthias vulguraris, lebt auf steinigem und muddigem Grunde, der gewöhnlichste unter den Haien.
4. Der Goldbutt oder Platteisen, Platessa vulgaris, eine Schollenart, kommt in der Tiefe vor, aber auch in der Nähe des Strandes in flachem Wasser.
5. Der Glattroche, Raja batis, wird mit Schellfischen zusammen gefangen.
6. Der Grünknochen oder Hornhecht, Belone vulgaris, lebt zwischen den Makrelen und nähert sich gern dem Strande.

---

*) Die folgenden Notizen verdanke ich dem helgoländer Zoologen Herrn Hilmer Lührs.

Tab. Nr. 2. **Ausfuhr und Einfuhr von Helgoland.**

1. Ausfuhr nur nach Deutschland.

	1885		1886		1887		1888		1889	
	Stück	Werth in Mk.	Stück	Werth in Mk.	Stück	Werth in Mk.	Stück	Werth in Mk.	Stück	Werth in Mk.
Fische	300 000	90 000	300 000	90 000	250 000	75 000	200 000	60 000	200 000	60 000
Hummer	30 000	50 000	30 000	50 000	25 000	48 000	25 000	48 000	25 000	48 000
2. Einfuhr von England.										
Eisendraht	—	—	—	3 400	—	1 320	—	—	—	1 000
Für den Gouverneur	—	1 000	—	1 000	—	1 000	—	1 000	—	1 000
Für die Küstenwache	—	600	—	600	—	600	—	600	—	600
Feuerwerk	—	500	—	1 000	—	500	—	500	—	500
Für das Trinity House: Paraffin	—	1 060	—	1 060	—	1 000	—	1 000	—	1 000
Raketen	—	1 240	—	1 240	—	1 200	—	1 200	—	1 200
Verschiedenes	—	2 000	—	2 000	—	2 000	—	2 000	—	2 000
Für das Gouvernementshaus	—	—	—	10 000	—	—	—	—	—	—
3. Einfuhr von Deutschland.										
Roggenmehl	—	90 000	—	90 000	—	90 000	—	90 000	—	90 000
Weizenmehl	—	32 000	—	32 000	—	32 000	—	32 000	—	32 000
Kaffee, Thee, Zucker	—	28 000	—	28 000	—	28 000	—	28 000	—	28 000
Butter	—	120 000	—	120 000	—	120 000	—	120 000	—	120 000
Fleisch	—	100 000	—	100 000	—	100 000	—	100 000	—	100 000
Wein, Spirituosen, Bier, Petroleum, Brennmaterial	—	200 000	—	220 000	—	240 000	—	240 000	—	250 900

7. Der **Kabeljau** (Dorsch = junger Kabeljau), Gadus morrhua, wird westlich und nördlich der Insel gefangen, auf steinigem Grunde.
8. Die Kliesche, Platessa limanda, hält sich vom Juni bis August in Tiefen und auch an der Düne auf.
9. Der Heiligbutt, Hippoglossus vulgaris, nicht sehr häufig, nur im Juni und Juli zwischen Helgoland und der Düne.
10. Der Köhler, Merlangus carbonaris, an der Westseite anzutreffen, wo er sich am liebsten auf felsigem Grund, in nicht allzugroßer Tiefe aufhält.
11. Der Knurrhahn, Trigla hirundo, vorzugsweise in der Tiefe und auf sandigem oder felsigem Grunde.
12. Der Leng, Lota molva, mit dem Kabeljau zusammen zu fangen.
13. Der Maifisch, Alausa vulgaris, zwischen den Klippen in der Tiefe und an der Westseite.
14. Die **Makrele**, Scomber scombrus, zeitweise sehr zahlreich, auf sandigem und steinigem Grunde, in tiefem Wasser, west- und nördlich.
15. Der **Schellfisch**, Morrhua aeglefinus, auf sandigem und steinigem Grunde, in tiefem Wasser, west- und nördlich.
16. Der Schleimfisch, Blennius gatarugini, an der Westseite zwischen den Klippen.
17. Der Seebarsch, Labrax lupus, sehr selten, auf sandigem Grunde mit dem Netz bei der Düne gefischt.
18. Der Seehase, Cyclopterus lumpus, sehr häufig an der Westseite auf den Klippen von Februar bis April, während der Laichzeit.
19. Die Sandlanze, Ammodytes lancea, zu Tausenden an der Düne gefangen, als Köder zum Schellfischfang.
20. Der Sandaal oder Tobiasfisch, Ammodytes Tobianus, der sog. „Jager" zwischen den Sandspieren.
21. Der Stachelroche, Raja clavata, auf sandigem Boden bei der Düne.
22. Der **Steinbutt**, Rhombus maximus, meist in der Tiefe, desgleichen hier bei der Insel in flachem Wasser.
23. Die **Zunge**, Solea vulgaris, nur in der Tiefe des Meeres, westlich von Helgoland.

Von sonstigen bis jetzt noch nicht erwähnten Seethieren, die von den Helgoländern hier gefangen und verspeist werden, sind noch zu nennen: Der Taschenkrebs, eine Muschelart, welch' letztere hin und wieder den Ausbruch von Nesselfieber veranlaßt, endlich die allerdings meist von Fremden verzehrte Auster. Die Austernbank, welche 1847 aufgefunden wurde, liegt $3^1/_2$ Seemeilen OSO von der Düne. Auf der Bank, welche, bei einer Wassertiefe von 13 Faden, etwa so groß wie Helgoland ist, wurden an Austern gefischt:

Vom März bis Oktober 1887	. . . . 14 000	Stück
„ April „ September 1888	. . . 6 490	„
„ „ „ „ 1889	. . . 2 640	„
„ Januar bis Ende September 1890	. 2 570	„

Leider soll der Bohrschwamm auf der Auster sich eingenistet haben und bei ca. 40 % zu finden sein.

Wie groß die Zahl der in den letzten Jahren nach Deutschland verschickten Fische und Hummer ist, geht aus beigefügter, dem englischen Blaubuch entnommener, Tabelle Nr. 2 hervor, welche zugleich auch diesem sehr geringen Export gegenüber den Import auf der Insel ziffermäßig angiebt.

Die vorhin genannten Fische werden theils mit Schaluppen, theils mit kleinen, selten Mittel-Böten gefangen. Im ganzen liegen auf der Rhede von Helgoland 208 Fahrzeuge, welche sich ihrer Anwendung nach folgendermaßen vertheilen:

21 flache Ruderböte, welche gebraucht werden:
  a. als Fährböte zur Düne,
  b. zum Abholen der Passagiere vom Dampfer,
  c. als Rettungsböte. (Werth ca. 2000 Mk. pro St.)

9 Frachtschiffe zum Transport von Waaren zwischen Helgoland und dem Festland. (Werth ca. 7000 Mk. für ein ausgerüstetes Frachtschiff.)

30 Schaluppen, nur zum Schellfischfang, also in den letzten Jahren viel weniger benutzt. (Werth ca. 4000 Mk. pro St.)

33 Mittelböte zu Lustfahrten der Fremden, selten zum Schellfischfang verwandt. (Werth ca. 2000 Mk. pro St.)

85 kleine Böte, desgleichen bestimmt zu Lustfahrten, außerdem zum Hummerfang. (Werth ca. 400 Mk. pro St.)

30 alte Böte (Mittel- und kleine), welche neben den Schaluppen beim Schellfischfang Verwendung finden und auch sonst noch zur Aushülfe dienen.

208 Summa.

Neugebaut wurden in den verflossenen vier Jahren von den hiesigen vier Schiffsbauern:

	2 Ruderböte,
	15 kleine Böte,
	10 Mittelböte.
Summa	27 Böte.

Von diesen Schiffen sind die Schaluppen im Winter, dem Sturm ausgesetzt, am meisten gefährdet, da sie nicht, wie die Mehrzahl der andern Fahrzeuge, auf den Strand gezogen werden. Im Jahre 1882 sind 14 und 1878 im November 16 Schaluppen bei starkem Südostwind untergegangen und in den letzten Jahren sind sie mehrfach derselben Gefahr ausgesetzt gewesen.

Außer im Fischfang besteht der Erwerb der Helgoländer zur See in Hülfeleistungen bei Strandungen, Ankern fremder Schiffe bei Helgoland und im Lootsen derselben in die Elbe oder Weser. Nach der Confirmation — im 15. Jahre — geht der Jüngling hinaus auf den Hummer- oder sonstigen Fischfang, wo er im Boot die ersten Handleistungen macht. Nach dem 18. Jahre kann er sich — für 60 Pf. — ein Lootsenzeichen kaufen, welches ihn zum Rudern im Fährboot, zum Löschen der Schiffe, aber nicht zum Lootsen berechtigt. Hierzu muß ein Examen gemacht werden, welches er denn auch gewöhnlich im 24. Jahre besteht. Es giebt ein Weser-Lootsenexamen — 1789 zuerst eingeführt — und ein Elb-Lootsenexamen — 1685 zuerst abgehalten. Das erstere wird selten mehr gemacht, zuletzt 1884 von zwei Helgoländern. Das Elb-Lootsenexamen wurde bestanden:

1886 von . . . . . . 9 Personen
1887 = ... 6 =
1889 = ... 8 = und 1 P. zurückgewiesen.
1890 = ... 12 = = 2 = =
1891 = ... 4 = = 1 = =

Das Lootsenzeichen wird zurückgegeben mit dem 70. Lebensjahre oder früher im Fall der Unfähigkeit. Die Zahl der Helgoländer Lootsen beträgt 197, — zwischen dem 23. und 70. Jahre. Die übrigen Fischer vertheilen sich nach den Jahren etwa folgendermaßen:

Zwischen dem 15. und 18. Jahr giebt es 40 Fischer, zuerst mit einem Lootsenzeichen ohne Examen,
= = 18. = 23. = = = 45 Fischer,
= = 23. = 70. = = = 197 Lootsen,
= = 23. = 70. = = = 30, welche kein Examen gemacht haben und meist Hummerfischer sind. 312 Summe der Fischer.

Wie in den letzten Jahren der Fischfang geringer geworden ist, so sehen wir auch den Erwerb durch Lootsen — in Folge zu großer auswärtiger Concurrenz — und durch Strandungen im Abnehmen begriffen. Die letztere Thatsache, daß Strandungen im Verhältniß zu früher sich selten ereignen, ist theils dem Bestehen einer Nebelstation — seit 1876 — theils wohl dem strengen Seegericht in Hamburg zu danken.

Aus folgenden Zahlen erweist sich, wie oft in den letzten Jahren die erwähnten Hülfeleistungen der Helgoländer in Anspruch genommen wurden. Hierbei muß vorausgeschickt werden, daß das Lootsen sich stets auf die Elbe bezieht; nur einmal wurde in die Weser gelootst.

Uebersicht Nr. 2.

Die Hülfe der Helgoländer wurde in Anspruch genommen:

	1886	1887	1888	1889
Beim Lootsen	1 mal	7 mal	10 mal	3 mal 1 „ in die Weser
„ Ankern	2 „	1 „	1 „	1 „
„ Stranden fremder Schiffe	1 „	3 mal, darunter 2 Dampfschiffe	2 „	2 „ darunter 1 Dampfschiff

Wirkliche Strandungen, so daß die Schiffe zertrümmert wurden, kamen in letzter Zeit folgende vor:

1884, 6. November, die italienische Bark „Consente" (Genua), von Cypern mit Wein nach Hamburg bestimmt.

1885, 16. August, die italienische Brigg „Aurora", von Neapel mit Palmkernen nach Hamburg fahrend.

1887, 31. Januar, das englische Vollschiff „Warwick", auf dem Wege nach Hamburg, mit Salpeter beladen.

1889, 22. August, der norwegische Schooner „Johann Dahl", mit Oelkuchen nach Bremen segelnd.

1890, 8. März, ein deutscher Schooner „Johanna", mit Steinkohlen für Helgoland beladen.

1890, 1. October, ein dänischer Schooner „Neptunus" mit Holz beladen, nach Antwerpen bestimmt.

1890, 21. November, ein deutscher Schooner „Persien", mit Steinkohlen nach Tönning fahrend.

1891, 6. Januar (während der Eiszeit), ein deutscher Schooner „Anna Margaretha" mit Holz beladen, nach Harburg bestimmt.

1891, 26. Januar, ein Hamburger Dampfschiff „Betty Sauber", mit Steinkohlen für Hamburg.

Am meisten wurden in den letzten Jahrzehnten, in Folge des Wegfalls unserer Feuerzeichen, die Dienste der helgoländer Lootsen während des deutsch-französischen Krieges in Anspruch genommen, trotzdem an die französischen Schiffe keine Lootsen abgegeben worden sind. Im Jahre

1870 wurde die Hülfe der Helgoländer verlangt: 67 mal zum Lootsen fremder Schiffe in die Elbe und Weser. 10 mal beim Ankern und Stranden derselben.

Von der dadurch erzielten Lootseneinnahme mußte der Sitte gemäß abgegeben werden:

An die Landeskasse	Mk.	316,—
„ Lootsen über 70 Jahre alt . .	„	146,—
„ Wittwen früherer Lootsen . .	„	63,—
„ Arme	„	55,—

Da die bisher aufgezählten Erwerbsquellen von Jahr zu Jahr, wie die Ziffern ergeben, geringer geworden sind, so sind bei gleichbleibenden Verhältnissen die Helgoländer, abgesehen von dem Erwerb durch Frachtschiffe, Kleinkrämerei, Handwerk, der doch nur einen geringen Theil der Erwachsenen betrifft, mehr und mehr auf den Verdienst durch die Badezeit hingewiesen, welche, als die Hauptnahrungsquelle für die Helgoländer, im Schlußkapitel gesondert besprochen werden soll.

Das öffentliche Gesundheitswesen Helgolands.

Erster Abschnitt: Das Klima.

1. Im Allgemeinen.

In Folge seiner weit ins Nordseebecken vorgeschobenen, meerumgrenzten Lage kann Helgoland als Repräsentant des Seeklimas angesehen werden und sind alle Eigenthümlichkeiten desselben, großer Feuchtigkeitsgehalt und Niederschlag, reichliche Wolkenbildung, hoher Athmosphärendruck, vor Allem Gleichmäßigkeit und geringe Schwankungen der Temperatur, bei ihm ausgeprägt. Diese letzte Eigenschaft, welche unserm Klima den wohlverdienten Namen eines weichen, milden gegeben, hat ihren Grund theils in den feuchtwarmen Luftströmungen, welche aus dem Ozean her zu den nordwestlichen Küstenländern Europas gelangen und sich bei westlichen und nordwestlichen Winden auch über unsere Gegend ausbreiten, theils in den Wärmestrahlungsverhältnissen des Meerwassers. Bekanntlich wird das Meer in geringerem Grade und langsamer von der Sonne erwärmt, als das Festland; es läßt aber auch langsamer durch Strahlung die Wärme wieder verschwinden; daher nur geringe Temperaturschwankungen, also mäßige Abkühlung am Abend, in der Nacht, sowie im Herbst und Winter. Wie günstig in dieser Beziehung grade Helgoland unter den Nordseeplätzen durch sein überaus gleichmäßig mildes Klima ausgezeichnet ist, wird später bei Besprechung der Vorzüge Helgolands als Luftkurort an der Hand vergleichender Temperaturtabellen nachgewiesen werden.

2. Witterungsverhältnisse während der Berichtsjahre.

Während der einzelnen Berichtsjahre gestalteten sich die Witterungsverhältnisse, wie aus nachstehenden Beobachtungstabellen ersichtlich, folgendermaßen:

Tabelle

Witterungsbeobachtungen von Helgoland (7° 53′ öst-

Jahr 1886	Luftdruck zurückgeführt auf 0°					Luftwärme nach Celsius					Zahl der		
	Monatsmittel mm	Aeußerste Grenzen des Luftdrucks				Monatsmittel	Aeußerste Grenzen der Luftwärme						
		Tag der Beobachtung	höchster	Tag der Beobachtung	niedrigster		Beobachtungstag	höchste	Beobachtungstag	niedrigste	Eistage*)	Frosttage**)	Sommertage†)
Januar . . .	747,9	7.	757,9	18.	728,8	1,3	5.	9,2	8.	−6,2	5	23	—
Februar . . .	761,7	8.	779,7	1.	730,0	−1,2	2.	3,4	28.	−7,3	19	27	—
März	758,3	10.	773,6	3.	735,6	0,4	25.	9,5	1. 2.	−9,8	6	24	—
April	756,2	1.	765,4	8.	739,3	5,7	22. 27.	12,0	11.	0,0	—	—	—
Mai	757,2	5.	771,2	13.	738,8	10,0	20.	25,6	3.	0,0	—	—	1
Juni	755,1	28.	763,4	19.	744,2	13,0	12.	23,1	4.	7,8	—	—	—
Juli	755,0	2.	765,2	14.	742,5	15,2	19.	28,2	11.	10,4	—	—	—
August	756,7	20.	765,0	10.	743,7	16,5	29.	27,0	5.	10,9	—	—	4
September . . .	758,2	16.	771,6	21.	747,3	15,9	1.	28,9	23.	7,8	—	—	3
October . . .	755,7	24.	771,9	16.	731,8	11,4	2.	17,8	27.	0,5	—	—	—
November . . .	754,2	23.	774,3	6.	735,2	8,5	3.	11,6	29.	3,6	—	—	—
December . . .	746,7	31.	772,2	9.	716,2	3,5	6.	10,6	31.	−5,2	2	14	—
Jahresmittel	**755,2**	8./2.	**779,7**	9./12.	**716,2**	**8,4**	1./9.	**28,9**	1.2./3.	**−9,8**	**32**	**88**	**8**
1887.													
Januar . . .	759,8	1.	769,9	6.	732,3	0,4	23.	5,9	17.	−9,9	11	23	—
Februar . . .	766,7	8.	780,3	1.	752,8	1,7	5.	7,5	16.	−5,9	1	19	—
März	758,0	2.	769,8	23.	737,3	2,5	5. 7.	6,5	16. 18.	−3,4	1	10	—
April	756,6	17.	774,1	5.	744,4	5,4	23.	13,5	15.	0,6	—	—	—
Mai	756,4	8.	766,4	20.	741,9	8,5	31.	16,4	4.	3,3	—	—	—
Juni	760,6	17.	767,0	3.	749,2	12,9	4.	22,9	1.	8,9	—	—	—
Juli	758,2	3.	764,4	10.	750,6	16,0	13.	25,9	6.	8,4	—	—	2
August	756,1	4.	767,0	31.	746,4	15,4	26.	25,9	11.	10,8	—	—	2
September . . .	754,6	8.	766,7	28.	740,5	13,5	2.	20,7	13.	9,0	—	—	—
October . . .	754,8	22.	769,8	30.	728,1	8,7	3. 6.	13,5	26.	1,6	—	—	—
November . . .	750,6	16.	765,4	3.	734,8	5,3	4.	10,7	16.	−4,6	—	4	—
December . . .	750,1	2.	763,9	7.	731,7	2,4	1. 2.	8,3	28.	−6,8	3	11	—
Jahresmittel	**756,9**	8./2.	**780,3**	30./10.	**728,1**	**7,7**	13./7. 26./8.	**25,9**	17./1.	**−9,9**	**16**	**67**	**4**

*) Maximum-Thermometer unter 0° C.
**) Minimum-Thermometer unter 0° C.
†) Temperatur über 25° C.

Nr. 3.

liche Länge, 54° 11' nördliche Breite und 44,2 m Seehöhe).

Monatsmittel der				Zahl der Tage mit										Winde auf 8 Richtungen. Zahl der Beobachtungen								
Dunstspannung	Dunstsättigung in %	Bewölkung	Niederschläge bezw. Regenhöhe mm	Regen	Schnee	Graupeln	Hagel	Gewitter	Nebel	Moorrauch	heiter	trübe	Sturm	N	NO	O	SO	S	SW	W	NW	still
4,2	85	8,4	89,0	24	13	—	2	—	7	—	1	21	—	—	8	12	8	18	27	9	3	8
3,6	87	8,6	23,4	5	8	—	—	—	5	—	1	21	1	—	5	46	7	12	3	7	—	4
4,0	85	7,6	54,8	14	6	—	—	—	12	—	1	17	1	5	4	35	15	6	13	7	7	1
5,2	77	5,9	24,5	13	—	—	—	1	5	—	2	6	—	16	8	14	5	7	23	6	11	—
6,8	72	6,7	39,4	11	—	—	—	2	2	—	1	12	—	18	16	4	3	6	20	8	13	5
8,5	76	6,2	24,5	8	—	—	—	2	1	—	4	6	—	20	14	9	4	1	5	21	15	1
10,1	78	6,9	51,4	11	—	—	—	2	3	—	1	13	—	11	1	1	9	13	14	21	23	—
11,2	80	6,0	60,7	10	—	—	—	3	3	—	6	10	—	3	9	11	9	9	10	19	15	4
10,1	73	5,6	43,2	9	—	—	—	4	—	—	5	7	2	5	13	6	10	3	24	12	17	—
7,9	77	7,8	55,4	14	—	—	—	2	2	—	1	19	4	—	—	30	24	13	13	6	2	5
6,3	77	8,5	67,9	17	—	—	—	—	2	—	1	23	3	10	5	2	4	14	33	9	9	4
4,4	75	8,1	143,0	24	5	—	5	1	1	—	1	18	6	2	7	10	5	3	26	21	17	2
6,8	**79**	**7,2**	**677,2**	**162**	**32**	—	**7**	**17**	**43**	—	**25**	**173**	**17**	**94**	**90**	**180**	**103**	**105**	**211**	**146**	**132**	**34**

Dunstspannung	Dunstsättigung in %	Bewölkung	Niederschläge bezw. Regenhöhe mm	Regen	Schnee	Graupeln	Hagel	Gewitter	Nebel	Moorrauch	heiter	trübe	Sturm	N	NO	O	SO	S	SW	W	NW	still
4,0	84	8,0	8,4	5	3	—	—	—	10	—	—	20	—	—	—	11	23	17	28	8	4	2
4,2	82	5,3	7,8	8	1	—	—	—	12	—	9	11	—	2	6	21	10	4	31	5	3	2
4,4	81	6,7	31,0	9	3	—	—	—	7	—	2	13	1	1	9	8	10	6	21	12	24	2
4,8	73	6,4	27,1	11	1	1	—	1	9	—	3	11	—	17	16	3	6	4	15	11	13	5
6,4	77	7,5	61,7	11	—	—	1	—	11	—	2	18	2	11	27	14	1	2	8	9	18	3
8,9	80	6,2	2,7	3	—	—	—	—	6	—	2	11	—	20	4	12	—	—	2	11	39	2
11,5	84	7,2	59,2	11	—	—	—	2	3	—	3	12	—	16	4	1	1	9	12	21	23	6
11,1	84	7,6	63,1	13	—	—	—	3	—	—	1	15	—	16	7	6	9	4	13	7	30	1
9,7	84	7,9	63,7	17	—	—	—	4	—	—	1	15	—	13	5	6	2	6	41	5	11	1
7,2	84	8,9	129,1	26	—	—	—	—	1	—	1	24	1	17	9	—	4	2	21	11	28	1
6,0	89	8,4	24,4	14	—	—	—	—	1	—	—	20	1	3	14	19	6	13	27	1	2	5
4,9	88	8,9	84,1	21	6	—	—	—	2	—	—	23	2	4	25	—	1	13	21	16	11	2
6,9	**82**	**7,4**	**562,3**	**149**	**14**	**1**	**1**	**10**	**62**	—	**24**	**193**	**7**	**120**	**126**	**101**	**73**	**80**	**240**	**117**	**206**	**32**

Tabelle

Witterungsbeobachtungen von Helgoland (7° 53' öst-

Jahr 1888	Luftdruck zurückgeführt auf 0°					Luftwärme nach Celsius					Zahl der			Monats-	
		Aeußerste Grenzen des Luftdrucks					Aeußerste Grenzen der Luftwärme								
	Monatsmittel	Tag der Beobachtung	höchster	Tag der Beobachtung	niedrigster	Monatsmittel	Beobachtungstag	höchste	Beobachtungstag	niedrigste	Eistage*)	Frosttage**)	Sommertage†)	Dunstspannung	Dunstsättigung in %
Januar . .	761,2	16.	774,7	26.	739,6	1,1	10.	6,9	31.	−5,9	7	18	—	4,7	92,3
Februar . .	754,5	28.	769,3	12.	739,5	−0,5	4. 5.	4,8	28.	−7,5	12	23	—	4,1	90,7
März . . .	746,8	1.	766,6	27.	732,5	−0,8	2. 9.	8,6	18.	−7,5	10	22	—	4,1	92,6
April . . .	753,8	6.	762,3	12.	743,6	2,9	15.	12,7	5.	−1,9	—	9	1	5,2	90,3
Mai . . .	757,8	23:	769,9	1.	745,9	8,3	19.	25,8	5.	3,4	—	—	1	6,9	83,3
Juni . . .	756,3	2.	765,6	30.	740,2	12,5	25.	25,5	2.	6,0	—	—	—	9,3	84,8
Juli . . .	750,7	8.	758,2	3. 4.	743,8	13,4	21.	22,0	12.	8,7	—	—	—	9,9	85,3
August . .	756,9	3.	762,7	5.	743,8	14,3	24.	23,6	20.	10,3	—	—	—	10,3	83,4
September .	761,3	13.	771,5	30.	738,0	13,6	18.	20,8	30.	7,9	—	—	—	9,5	81,3
October . .	756,8	19.	770,4	5.	740,8	9,1	28.	14,0	20.	3,0	—	—	—	7,0	80,7
November . .	754,5	10.	765,4	27.	740,4	5,4	1.	10,2	14.	−1,1	—	4	—	5,9	85,4
December . .	750,2	13.	782,3	22.	745,1	4,1	2.	7,7	14.	−0,5	—	3	—	5,6	90,6
Jahresmittel	**755,7**	16./1.	**774,7**	27./3.	**732,5**	**6,9**	19./5.	**25,8**	28./2. 18./3.	**−7,5**	**29**	**79**	**2**	**6,9**	**86,7**

1889.

Jahr 1889	Monatsmittel	Tag der Beobachtung	höchster	Tag der Beobachtung	niedrigster	Monatsmittel	Beobachtungstag	höchste	Beobachtungstag	niedrigste	Eistage*)	Frosttage**)	Sommertage†)	Dunstspannung	Dunstsättigung in %
Januar . .	761,5	3.	775,4	31.	738,9	1,2	31.	6,7	16.	−8,5	5	16	—	4,6	90,3
Februar . .	749,5	18.	764,2	9.	720,8	−0,1	1.	7,2	12.	−7,4	9	18	—	4,0	85,8
März . . .	755,3	15.	771,6	20.	736,3	1,2	23.	7,4	15.	−5,9	7	14	—	4,6	90,0
April . . .	751,5	19.	760,7	2. 9.	745,6	5,1	29.	15,8	8.	1,0	—	—	—	5,9	88,4
Mai . . .	755,6	3. 4.	761,8	25.	748,2	12,5	25.	23,5	3.	5,7	—	—	—	9,2	84,6
Juni . . .	756,4	6.	766,4	9.	747,7	16,8	7.	25,6	13.	11,1	—	—	3	11,4	78,1
Juli . . .	754,3	1.	763,8	26.	741,9	15,6	10.	21,5	8.	9,9	—	—	—	10,7	79,7
August . .	753,1	30.	763,2	22.	737,2	15,4	30.	21,5	26.	9,7	—	—	—	10,9	82,5
September .	756,2	16.	767,8	25.	735,1	13,1	4.	19,5	26.	3,6	—	—	—	9,4	82,3
October . .	752,8	26.	768,1	9.	737,8	9,8	4.	14,0	27.	1,3	—	—	—	7,9	86,8
November .	761,9	20.	776,4	25.	735,8	6,6	7. 8.	11,0	30.	−0,7	—	1	—	6,3	84,9
December . .	762,8	27.	778,6	10.	737,2	2,0	23.	7,0	28.	−4,7	3	10	—	4,8	88,0
Jahresmittel	**756,0**	27./12.	**777,6**	9./2.	**720,8**	**8,3**	7./6.	**25,6**	16./1.	**−8,5**	**24**	**59**	**3**	**7,5**	**85,1**

*) Maximum-Thermometer unter 0° C.
**) Minimum-Thermometer unter 0° C.
†) Temperatur über 25° C.

Nr. 4.

liche Länge, 54° 11' nördliche Breite und 44,2 m Seehöhe).

mittel der		Zahl der Tage mit										Winde auf 8 Richtungen. Zahl der Beobachtungen								
Bewölkung	Nieder-schläge bezw. Regenhöhe mm	Regen	Schnee	Graupeln	Hagel	Gewitter	Nebel	Moorrauch	heiter	trübe	Sturm	N	NO	O	SO	S	SW	W	NW	still
8,7	53,5	17	3	1	—	—	19	—	—	21	2	3	7	12	1	18	14	23	11	4
8,3	34,7	8	11	1	—	—	2	—	1	20	1	—	33	16	2	2	10	16	7	1
9,2	97,3	11	14	—	—	—	10	—	—	27	5	7	18	19	3	10	20	6	6	4
7,4	41,2	14	2	—	—	—	9	—	3	14	—	14	12	3	3	11	15	14	7	11
7,9	15,1	10	—	—	—	1	6	—	2	17	—	2	10	3	5	6	24	14	27	2
7,3	55,0	14	—	1	—	3	6	—	3	15	—	2	21	15	5	4	9	11	18	5
8,7	117,2	24	—	—	—	2	2	—	—	23	—	—	5	7	3	5	32	20	13	8
8,5	77,4	20	—	—	—	—	3	—	—	20	2	7	6	3	6	10	28	17	14	2
6,4	65,2	14	—	—	—	3	3	—	3	11	—	4	16	20	6	5	20	7	12	—
8,3	95,3	17	—	4	1	4	—	—	3	22	2	2	11	5	4	3	30	14	23	1
7,8	60,9	15	—	2	—	—	2	—	2	18	10	—	2	33	11	3	19	20	2	—
8,2	34,7	17	—	2	—	—	9	—	1	20	3	4	2	8	3	18	36	11	8	3
8,1	**747,5**	**181**	**30**	**11**	**1**	**13**	**71**	—	**18**	**228**	**25**	**45**	**143**	**144**	**52**	**95**	**257**	**173**	**148**	**41**

8,6	15,8	10	1	—	—	—	4	—	1	23	5	3	5	14	7	1	32	11	6	4
7,9	70,2	11	18	5	—	2	2	—	—	15	9	8	29	2	1	—	14	14	15	1
8,3	45,6	16	11	—	—	—	7	—	—	20	2	4	19	5	8	7	18	15	14	3
8,4	21,4	12	—	—	—	—	8	—	—	21	—	2	10	26	3	5	12	5	24	3
5,6	69,0	16	—	—	—	2	4	—	7	11	—	4	30	25	13	7	4	—	4	6
4,2	29,3	4	—	—	—	2	3	—	6	3	—	26	21	6	8	2	2	1	22	2
7,0	94,4	16	—	1	—	5	—	—	2	15	—	14,5	4,5	2,5	1	5,5	12,5	20	26,5	6
7,7	160,0	25	—	—	1	5	—	—	1	15	2	2	1,5	3,5	2	12	21,5	31	15,5	4
7,2	124,9	14	—	1	—	—	1	—	2	16	2	6,5	21	9	2,5	0,5	13,5	21,5	13,5	2
7,8	114,1	17	—	1	—	1	—	—	1	16	3	1,5	12	18	19	18	15,5	4	4	1
8,0	72,1	14	2	2	—	1	3	—	1	19	1	4,5	4,5	2	5,5	12	33,5	13,5	14,5	—
9,0	34,5	13	2	—	—	—	11	—	—	23	2	3	11,5	17	11	10,5	28,5	8,5	1	2
7,5	**851,3**	**168**	**34**	**10**	**1**	**18**	**43**	—	**21**	**197**	**26**	**79,0**	**169,0**	**140,0**	**81,0**	**80,5**	**207,0**	**144,5**	**160,0**	**34**

1886.

Der Januar zeichnete sich aus durch eine hohe Temperatur bei niedrigem Barometerstand mit regnerischem Wetter aber daneben vielen Frost- und Eistagen. Im Februar und März war der Luftdruck hoch, die Temperatur dagegen niedrig; viele trübe, wenig Regentage.

Im April nahm die Lufttemperatur zu und steigerte sich noch bedeutend im Mai; dieselbe hielt dann ziemlich gleichmäßig an vom Juni bis September. März und April hatten zur Hälfte, Mai bis September zu einem Drittel Regentage, im October und November nahmen dieselben wieder die Hälfte der Tage ein. Die letzten vier Monate brachten oft Sturm. Der December war kühl bei niedrigem Luftdruck mit vielen trüben Tagen und reichlichem Niederschlag.

1887.

Der Januar war — bei normalem Luftdruck — nebelig, trocken und kalt; der Februar desgleichen nebelig und trocken, verhältnißmäßig warm bei hohem Luftdruck. April und Mai brachten Wärme, aber auch Niederschlag und Nebel bei niedrigem Luftdruck. Der Juni zeichnete sich durch viele Nebeltage ($^1/_5$), aber sehr wenig Niederschlag aus.

Die zweite Hälfte des Jahres hatte niedrigen Luftdruck mit häufigem Niederschlag und normaler Temperatur. Die drei letzten Monate waren sehr trübe.

1888.

In den drei ersten Monaten herrschte anhaltende Kälte mit mittlerem Luftdruck im Januar und niedrigem im Februar und März. Der Niederschlag, welcher im Januar normal gewesen war mit $^2/_3$ Nebeltagen, wurde im Februar gering und im März hoch mit $^1/_3$ Nebeltagen. Der April folgte mit wenig Niederschlag, außerdem traten — ebenso wie im Mai — viele warme und trübe Tage ein. Die Wärme hielt auch in dem übrigen Theil des Jahres an bei niedrigem Luftdruck, nur November und December hatten normalen Luftdruck. Der Niederschlag war in den letzten sieben Monaten des Jahres normal, nur Juli und October brachten reichlichen und December geringen Niederschlag. Das ganze Jahr hatte vorwiegend trübe Tage, selbst der September 11 derselben, obwohl in ihm die kleinste Anzahl verzeichnet wurde.

1889.

Die ersten drei Monate brachten viele Frost- und Eistage mit Niederschlag, welcher im Januar bei mittlerem Luftdruck nur gering und im Februar bei niedrigem Luftdruck normal war. Im März blieb der Luftdruck und der Barometerstand unter'm Mittel. Bis Ende April hielt trübes Wetter an. Sonst zeichnete sich der April aus durch trockenes warmes Wetter und niedrigen Luftdruck; der Mai durch feuchtes warmes Wetter mit 1/3 trüben Tagen und ebenfalls niedrigen Luftdruck. Der Juni war trocken und warm bei heitrem Wetter, der Luftdruck immer noch gering und blieb es auch während der nächsten Monate bis zum October bei warmem feuchtem Wetter. Die beiden letzten Monate des Jahres hatten hohen Barometerstand mit normalem Niederschlag im November und geringem im December. Das Wetter blieb warm im November, im December jedoch wurden zehn Frosttage verzeichnet. Die zweite Hälfte des Jahres brachte vorwiegend trübe Tage.*)

(Siehe beigefügte Witterungstabelle Nr. 3 u. 4, Seite 18—21.)

Zweiter Abschnitt: Bewegung der Bevölkerung.

1. Allgemeine Ergebnisse im verflossenen Decennium und seit der letzten Volkszählung 1881.

Uebersicht Nr. 3.

Die Bewegung der Bevölkerung im Decennium 1880—1889.

	Geboren incl. Todtgeburten			Gestorben incl. Todtgeburten			Ueberschuß der Geburten über die Gestorbenen			Auf 1000 Einwohner kommen	
	überh.	m.	w.	überh.	m.	w.	überh.	m.	w.	Geburten	Todesfälle
1880	52	30	22	29	12	17	23	18	5	26	14,5
1881	49	29	20	43	23	20	6	6	—	24,5	21,5
1882	43	23	20	31	16	15	12	7	5	21,5	15,5
1883	46	23	23	39	18	21	7	5	2	23	19,5
1884	48	24	24	37	14	23	11	10	1	24	18,5
1885	41	17	24	44	27	17	— 3	— 10	7	20,5	22
1886	36	17	19	37	16	21	— 1	1	— 2	18	18,5
1887	51	27	24	30	14	16	21	13	8	25,5	15
1888	47	21	26	21	12	9	26	9	17	23,5	10,5
1889	48	21	27	25	14	11	23	7	16	24	12,5
Summa	**461**	**232**	**229**	**336**	**166**	**170**	**125**	**66**	**59**	**230,5**	**168,0**

Die vorstehende, den officiellen Kirchenregistern entnommene Zahlentabelle giebt zunächst einen Ueberblick über die Geburts- und Sterbeverhältnisse während der betreffenden zehn Jahre, sodann aber auch bis

---

*) Vorstehende Angaben über das Klima verdanke ich der Güte des Herrn Lehrers Schmidt, welcher hier für die meteorologische Station in Berlin regelmäßige Beobachtungen vornimmt.

zu einem gewissen Grade einen Aufschluß über die Bewegung der Bevölkerung, d. h. die Zunahme derselben seit der letzten Volkszählung, welche im Anfang 1881 stattfand und mit dem 1. April 1881 seinen Abschluß erreichte. Das Ergebniß war: Am 1. April 1881 917 männl., 1084 weibl., zusammen 2001 Pers. Wie sich die Zahl auf die einzelnen Alters- und Berufsklassen vertheilte, ist nicht statistisch festgestellt worden. Aus diesem Ergebnis lassen sich nun mit Zuhilfenahme vorstehender Tabelle die Schwankungen der Einwohnerzahl annähernd berechnen, wie aus folgender Zusammenstellung ersichtlich:

Uebersicht Nr. 4.

Schwankungen der Einwohnerzahl von 1881–1889.

	Ueberhaupt	Männlich	Weiblich
1881 im April	2001	917	1084
Ende 1881	2020	932	1088
„ 1882	2032	939	1093
„ 1883	2039	944	1095
„ 1884	2050	954	1096
„ 1885	2047	944	1103
„ 1886	2046	945	1101
„ 1887	2067	958	1109
„ 1888	2093	967	1126
„ 1889	2116	974	1142

Bei dieser Berechnung der Einwohnerzahl am 1. Januar 1890 = 2116, m. 974, w. 1142 sind 2 Fehlerquellen zu berücksichtigen, welche in der Einwanderung Fremder und Auswanderung Helgoländer während der 9 Jahre, wodurch die Rechnung eine Aenderung erleidet, liegen. Dieselbe kann jedoch bei dem abgeschlossenen Charakter der Insulaner keine erhebliche sein und nur geringe Zahlendifferenzen ergeben.*) Der Helgoländer vermag, wenn arbeitsfähig, sich auf der Insel seinen Lebensunterhalt zu erwerben, darum neigt er nicht zur Auswanderung. Andrerseits war nach den bisher bestehenden Gesetzen, daß kein Fremder auf der Insel Grundbesitz haben und Bürger werden konnte, eine Einwanderung Fremder mit großen Schwierigkeiten verknüpft. So befanden

*) Die erste Volkszählung unter deutscher Herrschaft fand am 1. December 1890 statt und ergab: 2086 Einwohner, wovon 1479 im Oberland, 607 im Unterland, männliche 953, weibliche 1133. Die Zahlendifferenz (— 30), welche sich im Vergleich mit obiger Schätzung ergeben hat, erklärt sich zur Genüge durch den Fortgang der englischen Beamten. Wahlberechtigt waren den 1. Juni 1891 (1. Gemeindevorstandswahl) 389 (nur Hausbesitzer); davon III. Cl. (meist Fischer) = 302 (Steuerbetrag bis 30 Mk.), II. Cl. = 62 (Steuern 30—75 Mk.), I. Cl. = 25 (Steuern über 75 Mk.).

sich unter den während der letzten vier Jahre hier erfolgten helgoländer Trauungen, 56 an der Zahl, nur 3 fremde Frauen.

Uebersicht Nr. 5.	1886	1887	1888	1889
Trauungen	13	10	18	15
davon fremde Frauen	1	1	1	—

außerdem noch 2 Trauungen zwischen einer Helgoländerin und einem Fremden.

Wie aus der Uebersicht Nr. 3 pag. 23 hervorgeht und aus den Bemerkungen über Ein- und Auswanderungsverhältnisse erklärlich, ist die Einwohnerzahl hier eine ziemlich gleichbleibende. Daß dies auch in früheren Jahrhunderten der Fall, ergiebt sich aus Folgendem:

Uebersicht Nr. 6. Die Einwohnerzahl betrug:

1696	960 (?)	1740	1900	1848	2151	1881	2001
1725	2300	1751	2100	1871	1912	1890	2086

2. Geburten.

Die Zahl derselben ist, wie aus Uebersicht Nr. 3 ersichtlich, eine geringe, nämlich nach der Berechnung aus dem Decennium 1880—89 = 46,1 pro Jahr = 23,05 ‰ gegen 39 ‰ der Bevölkerung im preußischen Staate.*) Dasselbe Resultat erzielte ein früherer Badearzt Helgolands Dr. Zimmermann**) nach einer Zusammenstellung der Geburten während des Decenniums 1863—1872. Dieselbe ergab 462 Geburten, davon 244 Knaben, 218 Mädchen, also im Durchschnitt 46,2 oder 23,1 ‰. Dieser aus dem Resultat beider Berechnungen hervorgehenden niedrigen Geburtsziffer ist es zu danken, daß Helgoland trotz seiner niedrigen Sterblichkeitsziffer vor einer Ueberbevölkerung bewahrt bleibt. Wodurch diese niedrige Geburtsziffer bedingt ist, wage ich mit Bestimmtheit nicht zu entscheiden, wenn mir auch die Thatsache, daß der Körperbau der Männer meist kräftig und gesund ist, während bei den Frauen sich oft Blutarmuth, Schwäche, zumal während der Entwickelungsjahre, findet, darauf hinzudeuten scheint, daß der Grund in dieser letzterwähnten Thatsache liegt. Ob das Heirathen in der Verwandtschaft — unter 56 Trauungen nur 3 fremde Frauen — einen Einfluß hierauf hat, lasse ich dahingestellt sein.

In Bezug auf das Geschlecht ergiebt sich aus den Tabellen die bekannte Thatsache, daß mehr Knaben geboren werden als Mädchen:

Im Decennium 1880 bis 1889 = 232 Knaben, 229 Mädchen
" " 1863 " 1872 = 244 " 218 "

*) In Europa ist die Geburtsziffer am höchsten in Europ. Rußland (49,5 ‰), am niedrigsten in Frankreich (25,8 ‰); im Mittel 35 ‰ der Bevölkerung.

**) Zimmermann, die sanitären Zustände 1876.

Die Zahl der **Todtgeborenen** betrug 15 = 3,4 % aller Geburten; im Decennium 1863—1872 betrug sie 19 = 4,1 % der Geburten, eine verhältnißmäßig hohe Zahl, da im preußischen Staate 3,8 % die Regel ist.*) Allerdings erreicht sie bei unehelichen Geburten dort die Höhe von 5—6 %; indeß diese sind auf Helgoland glücklicherweise sehr selten. Ihre Zahl beläuft sich im letzten Decennium auf 10 = 1 pro Jahr oder 2,2 % der Geburten (siehe folgende Uebersicht); im preußischen Staat dagegen 8—9 %.

Uebersicht Nr. 7.

	1880		1881		1882		1883		1884		Summa
	m.	w.	m.	w.	m.	w.	m.	w.	m.	w.	
Todtgeborene . .	—	—	2	1	—	1	1	1	1	2	9
Uneheliche . . .	—	1	—	—	1	1	1	—	1	1	6
	1885		**1886**		**1887**		**1888**		**1889**		
	m.	w.	m.	w.	m.	w.	m.	w.	m.	w.	
Todtgeborene . .	2	1	—	1	1	—	—	1	—	—	6 (1 Mißgeb.)
Uneheliche . . .	1	—	2	—	—	—	—	1	—	—	4
Auf **461** Geburten { Todtgeborene											**15**
Auf **461** Geburten { Uneheliche											**10**

Mehrgeburten sind sehr selten. In den Jahren 1886 bis 1889 erfolgten zwei Zwillingsgeburten und 1885 eine Drillingsgeburt.

Uebersicht Nr. 8.

Es betrug die Zahl der Geburten incl. Todtgeburten nach Monaten in:

Monat	1880	1881	1882	1883	1884	1885	1886	1887	1888	1889	Summa
Januar	3	4	3	4	3	4	3	5	2	3	34
Februar	6	5	1	4	7	4	8	5	2	2	44
März	5	3	11	3	4	5	5	3	6	6	51
April	2	8	4	6	1	2	3	9	7	3	45
Mai	8	3	4	6	4	6	2	3	4	12	52
Juni	3	1	3	3	4	3	1	5	5	2	30
Juli	2	—	—	3	5	2	2	2	7	3	26
August	1	2	—	1	2	2	1	4	—	4	17
Septbr.	3	4	7	3	3	2	2	2	6	5	37
October	6	7	5	5	9	3	3	7	2	3	50
Novbr.	10	6	2	3	1	3	3	1	3	3	35
Decbr.	3	6	3	5	5	5	3	5	3	2	40
Jahr	**52**	**49**	**43**	**46**	**48**	**41**	**36**	**51**	**47**	**48**	**461**

*) Siehe Zweiter Gesammt-Bericht über das öffentliche Gesundheitswesen des Regierungsbezirks Aurich von Regierungs- und Medizinalrath Dr. O. Rapmund, pag. 25.

Eine Zusammenstellung der Geburten nach Monaten ergiebt die Häufigkeit derselben im ersten Vierteljahr besonders aber im Mai, während Juli und August nur eine kleine Zahl aufweisen lassen. Dann hebt sich die Geburtsziffer, erreicht im October ihr zweites Maximum, um bis zum Ende des Jahres wieder abzufallen. Die Kindeslagen waren fast immer Schädellagen, nur einmal veranlaßte Querlage eine Wendung und Fußlage eine Extraction in den letzten vier Jahren.

3. Sterblichkeits-Verhältnisse.

Dieselben sind außerordentlich günstig, besonders hinsichtlich der Kindersterblichkeit. Hauptsächlich sind die letzten Jahre ausgezeichnet bezüglich der Zahl der Gestorbenen, welche im Jahre 1888 — die Todtgeborenen (1) ausgeschlossen — 20 betrug = 10 ‰ der Bevölkerung gegen 23 ‰ im preußischen Staate. In den verflossenen 10 Jahren betrug die Zahl der Gestorbenen, die Todtgeborenen ausgeschlossen:

Uebersicht Nr. 9.

Jahr						
1880	zusammen	29,	männlich	12,	weiblich	17
1881	„	40	„	21	„	19
1882	„	30	„	16	„	14
1883	„	37	„	17	„	20
1884	„	34	„	13	„	21
1885	„	41	„	25	„	16
1886	„	36	„	16	„	20
1887	„	29	„	13	„	16
1888	„	20	„	12	„	8
1889	„	25	„	16	„	9
	Mittel	32,1		16,1		16 *)

Nach den Monaten sind in den letzten vier Jahren (siehe Tabelle Nr. 5a, Seite 29) am meisten gestorben im Januar, am wenigsten im Februar, September und October.

Bezüglich des Geschlechtes war der Zahl nach in den beiden ersten Jahren, 1886 und 1887, das weibliche; 1888 und 1889 das männliche vorherrschend; dagegen erreichen die Frauen — wie anderswo — auch auf Helgoland ein etwas höheres Alter als die Männer.

---

*) Dieser „allgemeinen Sterblichkeitsziffer“ = 16 ‰ der Bevölkerung steht gegenüber in Europa als höchste = 43,7 ‰ (Croatien und Slavonien) und als niedrigste = 17,2 ‰ (Irland) — **also besitzt Helgoland in Europa die niedrigste Sterblichkeitsziffer (16 ‰) und die niedrigste Geburtsziffer (23 ‰).**

Uebersicht Nr. 10.

Es starben im Jahre 1886: männlich 16, weiblich 20;
= = = = 1887: = 13, = 16;
= = = = 1888: = 12, = 8;
= = = = 1889: = 16, = 9.

Uebersicht Nr. 11.

Die Gestorbenen nach dem Alter.

Es waren von den Gestorbenen:

Im Alter von:	1886			1887			1888			1889		
	überh.	m.	w.	überh.	m.	w.	überh.	m.	w.	überh.	m.	w.
0—1	4	—	4	3	1	2	—	—	—	2	1	1
1—2	1	1	—	1	—	1	—	—	—	—	—	—
2—3	1	1	—	—	—	—	—	—	—	—	—	—
3—5	—	—	—	—	—	—	—	—	—	—	—	—
5—10	2	—	2	—	—	—	—	—	—	—	—	—
10—15	2	2	—	—	—	—	—	—	—	—	—	—
15—20	—	—	—	1	—	1	—	—	—	—	—	—
20—25	2	2	—	—	—	—	2	2	—	1	—	1
25—30	—	—	—	—	—	—	1	—	—	—	—	—
30—40	1	—	1	1	—	1	—	—	1	1	—	1
40—50	—	—	—	—	—	—	2	—	—	2	2	—
50—60	1	1	—	4	—	4	—	—	2	5	3	2
60—70	7	3	4	5	3	2	1	1	—	4	4	—
70—80	8	2	6	8	6	2	9	5	4	6	3	3
über 80 Jahren	7	4	3	6	3	3	5	4	1	4	1	3
Summa	**36**	**16**	**20**	**29**	**13**	**16**	**20**	**12**	**8**	**25**	**14**	**11**

Aus der vorstehenden Tabelle der Gestorbenen nach den Altersklassen ergiebt sich die erfreuliche Thatsache, daß im Gegensatz zum Festlande die Kindersterblichkeit überaus gering ist und weitaus die meisten Menschen im hohen Alter sterben. Die Ursache hiervon finden wir in dem nächsten Abschnitt über die Gesundheitsverhältnisse dargelegt. Besonders zeichnete sich in dieser Beziehung das Jahr 1888 aus, worin unter 20 Jahren Niemand starb. Die nachstehende Zusammenstellung der Todesursachen — Tabelle Nr. 5b (Seite 30) und 6 (Seite 32—35) — zeigen, daß Altersschwäche und Schlagfluß (Apoplexia cerebri) am häufigsten dem Leben hier ein Ende machen. Nächstdem Lungen- und Gehirnentzündung (Meningitis) und Tuberkulose, wozu die Meningitis oft gerechnet werden konnte. Bösartige Geschwulste (Carcinome), Nierenentzündung sind hier auch nicht selten Todesursache im Alter, während für das Kindesalter, da die Infectionskrankheiten fehlen, fast allein die Darmkrankheiten und Abzehrung zu nennen sind. Unglücksfälle ereignen sich hier selten, während der Berichtsjahre drei, worunter ein als Selbstmord anzusehender Fall von der Klippe.

Im Ganzen ist, wie die aufgeführten Zahlentabellen beweisen, die Sterblichkeitsziffer auf Helgoland eine überaus günstige und dürfte das hohe Lebensalter der Helgoländer (siehe Tabelle Nr. 6, Seite 32—35): Durchschnittsalter der Gestorbenen*)

im Jahre 1886	. . . .	51 Jahr
„ „ 1887	. . . .	58,9 „
„ „ 1888	. . . .	66,8 „
„ „ 1889	. . . .	60 „
	Mittel	59,2 Jahr

wohl unübertroffen dastehen.

Tab. Nr. 5. **Es starben im Jahre 1886—1889:**

a. Gesammtübersicht nach Monaten.

Monat	1886	1887	1888	1889	Summa
Januar	4	5	1	4	14
Februar	3	1	1	1	6
März	2	2	2	2	8
April	4	3	2	3	12
Mai	3	3	3	2	11
Juni	3	3	2	4	12
Juli	2	2	3	1	8
August	6	4	1	2	13
September	2	1	—	—	3
October	1	1	1	2	5
November	2	4	3	2	11
December	5	1	2	2	10
Summa	**37**	**30**	**21**	**25**	**113**

*) Im vorigen Jahrhundert war — hauptsächlich in Folge häufig auftretender Epidemien — das Durchschnittsalter der Helgoländer sehr viel geringer. Eine von mir aus den Kirchenbüchern aufgestellte Sterbestatistik ergab als Durchschnittsalter der Helgoländer:

von 1763—1787 . . . 29, wovon männlich 25, weiblich 33 Jahr;
„ 1863—1887 dagegen 49, „ „ 45, „ 53 „

b. Gesammtübersicht nach Todesarten.

Todesursache	1886		1887		1888		1889	
	m.	w.	m.	w.	m.	w.	m.	w.
1. Angeborene Lebensschwäche .	—	2	—	1	—	—	—	1
2. Abzehrung der Kinder . . .	—	2	—	—	—	—	—	—
3. Im Kindbett verstorben . .	—	1	—	—	—	—	—	—
4. Altersschwäche (über 60 Jahre)	3	4	6	4	5	3	1	4
5. Pocken	—	—	—	—	—	—	—	—
6. Scharlach	—	—	—	—	—	—	—	—
7. Masern und Rötheln . . .	—	—	—	—	—	—	—	—
8. Diphtheritis und Kroup . .	—	—	—	—	—	—	—	—
9. Keuchhusten	—	—	—	—	—	—	—	—
10. Typhus	1	—	—	—	—	—	—	—
10a. Flecktyphus	—	—	—	—	—	—	—	—
11. Ruhr	—	—	—	—	—	—	—	—
12. Einheimischer Brechdurchfall .	—	—	—	—	—	—	—	—
13. Diarrhoe der Kinder . . .	—	—	—	—	—	—	—	—
14. Akuter Gelenkrheumatismus .	—	—	—	—	—	—	—	—
15. Scropheln und englische Krankheit	—	—	—	—	—	—	—	—
16. Tuberculose	3	1	—	2	2	1	—	1
17. Krebs	—	—	—	1	—	—	—	—
18. Wassersucht	—	2	—	—	—	—	—	—
19. Schlagfluß	4	4	3	1	2	2	5	—
20. Luftröhrenentzündung und Lungenkatarrh	—	1	—	—	—	1	—	—
21. Lungen- und Brustfellentzündung	1	2	2	3	1	1	1	1
22. Andere Lungenkrankheiten . .	—	—	—	—	—	—	—	—
23. Herzkrankheiten	—	—	—	—	1	—	1	—
24. Gehirnkrankheiten	2	1	1	3	—	—	2	1
25. Nierenkrankheiten	1	—	—	1	1	—	1	1
26. Krämpfe	—	—	—	—	—	—	—	—
27. Selbstmord	1	—	—	—	—	—	1	—
28. Mord und Todtschlag . . .	—	—	—	—	—	—	—	—
29. Verunglückungen	—	—	—	—	—	—	1	—
30. Andere nicht angegebene und unbekannte Todesursache . .	—	—	1	—	—	—	1	2
	16	**20**	**13**	**16**	**12**	**8**	**14**	**11**
Summa	**36**		**29**		**20**		**25**	

Dritter Abschnitt: Gesundheitsverhältnisse.

1. Im Allgemeinen.

Wie sich aus der vom Festland isolirten Lage Helgolands mitten im Meer vermuthen läßt, sind die Gesundheitsverhältnisse sehr gut. Diese Thatsache kennzeichnet sich hauptsächlich durch das äußerst seltene Auftreten von Epidemien und ansteckenden Krankheiten. **So ist während der Berichtsjahre** — was ich als einziger Arzt der Insel mit Sicherheit behaupten kann, — **kein Fall von Scharlach, Masern und Diphtheritis hier vorgekommen.** Die der Zahl nach am meisten auftretenden Krankheiten sind katarrhalische Affectionen der Respirationsorgane. Am häufigsten sind dieselben in dem an Ostwinden reichen Frühjahr.

Auffallend ist hier der große Unterschied in dem Gesundheitszustand des männlichen und weiblichen Geschlechts von den Pubertätsjahren an und liegt der Grund hierfür in der verschiedenen Lebensweise beider Geschlechter. Der Jüngling, sobald er der Schule entwachsen ist, bringt fast den ganzen Tag in der reinen Luft — am Strande, auf der See — zu und zwar ohne sich je übermäßig anzustrengen. Hat die Luft im engen überfüllten Schlafzimmer seinen Lungen geschadet, am Tage haben dieselben reichlich Gelegenheit sich zu erholen und den Körper mit Sauerstoff zu sättigen. Darum finden wir auch den Helgoländer durchweg als blühenden kräftigen Mann, der hin und wieder an acuten Krankheiten, aber weniger an chronischen (Blut, Nerven) leidet. Nicht so das Mädchen! Nach der Confirmation bleibt es im Winter fast während des ganzen Tages zu Haus, wenn nicht die Bearbeitung der Kartoffelfelder, oder das Tragen der Mulden mit Angelleinen nach dem Strand zum Schellfischfang es hinausruft. Nur am Abend ist ein Spaziergang gebräuchlich. Da nun leider eine ausreichende Lüftung der kleinen Schlafzimmer, worin oft in zwei übereinander befindlichen Betten die ganze Familie schläft, meist nicht möglich ist, und auch im kohlendunstigen Wohnzimmer die Fenster selten geöffnet werden, ja oft fest genagelt sind, so erhält die Lunge und das ganze Blutsystem nicht genügend Sauerstoff und es mangelt, — wenn dies für Helgoland auch paradox klingen mag, — dem weiblichen Organismus hier an frischer Luft, deren derselbe in den Entwickelungsjahren gerade am meisten bedarf. Hierzu kommt im Sommer Ueberanstrengung als Kellnerin in den Restaurationen und Abends in den Tanzlokalen, welche erst im vergangenen Frühjahre große geräumige Säle geworden sind, bis dahin aber kleine niedrige Räume waren ohne genügende Ventilation.

Tab. Nr. 6. **Die Gestor=**

Todesursache	1886															
	Jan.		Febr.		März		April		Mai		Juni		Juli		Aug.	
	m.	w.	m.	w.	m.	w.	m.	w.	m.	w.	m.	w.	m.	w.	m.	w.
1. Angeborne Lebensschwäche	—	—	—	—	—	—	—	—	—	12 T.	—	—	—	—	—	4 W.
2. Abzehrung der Kinder	—	—	—	—	—	—	—	—	—	15 T.	—	—	—	—	—	—
3. Im Kindbett verstorben	—	—	—	—	—	31	—	—	—	—	—	—	—	—	—	—
4. Altersschwäche (üb. 60 Jahr)	—	85	—	77	—	—	85	—	—	—	—	—	—	85	—	—
5. Pocken	—	—	—	—	—	—	—	—	—	—	—	—	—	—	—	—
6. Scharlach	—	—	—	—	—	—	—	—	—	—	—	—	—	—	—	—
7. Masern und Rötheln	—	—	—	—	—	—	—	—	—	—	—	—	—	—	—	—
8. Diphtheritis und Kroup	—	—	—	—	—	—	—	—	—	—	—	—	—	—	—	—
9. Keuchhusten	—	—	—	—	—	—	—	—	—	—	—	—	—	—	—	—
10. Typhus	—	—	—	—	—	—	—	—	—	—	1	—	—	—	—	—
10a. Flecktyphus	—	—	—	—	—	—	—	—	—	—	—	—	—	—	—	—
11. Ruhr	—	—	—	—	—	—	—	—	—	—	—	—	—	—	—	—
12. Einheimisch. Brechdurchfall	—	—	—	—	—	—	—	—	—	—	—	—	—	—	—	—
13. Diarrhoe der Kinder	—	—	—	—	—	—	—	—	—	—	—	—	—	—	—	—
14. Acuter Gelenkrheumatismus	—	—	—	—	—	—	—	—	—	—	—	—	—	—	—	—
15. Scropheln und englische Krankheit	—	—	—	—	—	—	—	—	—	—	—	—	—	—	—	—
16. Tuberkulose	—	—	—	—	—	—	3	—	21	—	—	—	—	—	—	9
17. Krebs	—	—	—	—	—	—	—	—	—	—	—	—	—	—	—	—
18. Wassersucht	—	—	—	—	—	—	—	—	—	—	—	63	—	—	—	—
19. Schlagfluß	—	—	87	75	72	—	—	80 76	—	—	—	—	—	—	—	73
20. Luftröhrenentzündung und Lungenkatarrh	—	86	—	—	—	—	—	—	—	—	—	—	—	—	—	—
21. Lungen= und Brustfellentzündung	—	61	—	—	—	—	—	—	—	—	—	—	64	—	—	66
22. Andere Lungenkrankheiten	—	—	—	—	—	—	—	—	—	—	—	—	—	—	—	—
23. Herzkrankheiten	—	—	—	—	—	—	—	—	—	—	—	—	—	—	—	—
24. Gehirnkrankheiten	—	—	—	—	—	—	—	—	—	—	14	—	—	—	—	10
25. Nierenkrankheiten	76	—	—	—	—	—	—	—	—	—	—	—	—	—	—	—
26. Krämpfe	—	—	—	—	—	—	—	—	—	—	—	—	—	—	—	—
27. Selbstmord	—	—	—	—	—	—	—	—	—	—	—	—	—	—	51	—
28. Mord und Todtschlag	—	—	—	—	—	—	—	—	—	—	—	—	—	—	—	—
29. Verunglückungen	—	—	—	—	—	—	—	—	—	—	—	—	—	—	—	—
30. Andere nicht angegebene u. unbekannte Todesursache	—	—	—	—	—	—	—	—	—	—	—	—	—	—	—	—
Summa **36 (16 m. 20 w.)**	**1**	**3**	**1**	**2**	**1**	**1**	**2**	**2**	**1**	**2**	**2**	**1**	**1**	**1**	**1**	**5**

*) Die Zahlen bedeuten das erreichte Lebensjahr. W. = Woche. T. = Tage.

benen nach dem Alter.*)

1886								1887																							
Sept.		Oct.		Nov.		Dec.		Jan.		Febr.		März		April		Mai		Juni		Juli		Aug.		Sept.		Oct.		Nov.		Dec.	
m.	w.	m.	w.	m.	w.	m.	w.	m.	w.	m.	w.	m.	w.	m.	w.	m.	w.	m.	w.	m.	w.	m.	w.	m.	w.	m.	w.	m.	w.	m.	w.
—	—	—	—	—	—	—	—	—	—	—	—	—	—	—	—	—	—	—	—	—	—	—	—	—	—	—	—	—	—	—	½
—	—	—	—	—	—	—	14 W.	—	—	—	—	—	—	—	—	—	—	—	—	—	—	—	—	—	—	—	—	—	—	—	—
—	—	—	—	—	—	—	—	—	—	—	—	—	—	—	—	—	—	—	—	—	—	—	—	—	—	—	—	—	—	—	—
—	—	81	—	82	—	—	76	—	86	—	—	—	68	82	72	—	82	78	—	—	—	78 70	—	—	—	—	—	81 83	—	—	—
—	—	—	—	—	—	—	—	—	—	—	—	—	—	—	—	—	—	—	—	—	—	—	—	—	—	—	—	—	—	—	—
—	—	—	—	—	—	—	—	—	—	—	—	—	—	—	—	—	—	—	—	—	—	—	—	—	—	—	—	—	—	—	—
—	—	—	—	—	—	—	—	—	—	—	—	—	—	—	—	—	—	—	—	—	—	—	—	—	—	—	—	—	—	—	—
—	—	—	—	—	—	—	—	—	—	—	—	—	—	—	—	—	—	—	—	—	—	—	—	—	—	—	—	—	—	—	—
—	—	—	—	—	—	—	—	—	—	—	—	—	—	—	—	—	—	—	—	—	—	—	—	—	—	—	—	—	—	—	—
—	—	—	—	—	—	—	—	—	—	—	—	—	—	—	—	—	—	—	—	—	—	—	—	—	—	—	—	—	—	—	—
—	—	—	—	—	—	—	—	—	—	—	—	—	—	—	—	—	—	—	—	—	—	—	—	—	—	—	—	—	—	—	—
—	—	—	—	—	—	—	—	—	—	—	—	—	—	—	—	—	—	—	—	—	—	—	—	—	—	—	—	—	—	—	—
—	—	—	—	—	—	—	—	—	—	—	—	—	—	—	—	—	—	—	—	—	—	—	—	—	—	—	—	—	—	—	—
—	—	—	—	—	—	—	—	—	—	—	—	—	—	—	—	—	—	—	—	—	—	—	—	—	—	—	—	—	—	—	—
—	—	—	—	—	—	—	—	—	—	—	—	—	—	—	—	—	—	—	—	—	—	—	—	—	—	—	—	—	—	—	—
—	—	—	—	—	—	—	—	—	—	—	—	—	—	—	—	—	—	—	—	—	—	—	—	—	—	—	—	—	—	—	—
25	—	—	—	—	—	—	—	—	—	—	—	—	—	—	—	—	38	—	—	—	—	—	16	—	—	—	—	—	—	—	—
—	—	—	—	—	—	—	—	—	—	—	—	—	—	—	—	—	—	—	—	—	—	—	—	—	—	—	55	—	—	—	—
—	—	—	—	—	69	—	—	—	—	—	—	—	—	—	—	—	—	—	—	—	—	—	—	—	—	—	—	—	—	—	—
—	—	—	—	—	—	67 66	—	74	—	—	—	72	—	70	—	—	—	—	71	—	—	—	—	—	—	—	—	—	—	—	—
—	—	—	—	—	—	—	—	—	—	—	—	—	—	—	—	—	—	—	—	—	—	—	—	—	—	—	—	—	—	—	—
—	—	—	—	—	—	—	—	80	—	—	—	—	—	—	—	75	—	—	—	—	—	—	53	—	82	—	—	—	2	—	—
—	—	—	—	—	—	—	—	—	—	—	—	—	—	—	—	—	—	—	—	—	—	—	—	—	—	—	—	—	—	—	—
—	—	—	—	—	—	—	—	—	—	—	—	—	—	—	—	—	—	—	—	—	—	—	—	—	—	—	—	—	—	—	—
14	—	—	—	—	—	—	—	—	1 60	—	—	—	—	—	—	—	—	½	—	—	60	—	—	—	—	—	—	—	—	—	—
—	—	—	—	—	—	—	—	—	—	—	—	—	—	—	—	—	—	—	—	—	67	—	—	—	—	—	—	—	—	—	—
—	—	—	—	—	—	—	—	—	—	—	—	—	—	—	—	—	—	—	—	—	—	—	—	—	—	—	—	—	—	—	—
—	—	—	—	—	—	—	—	—	—	—	—	—	—	—	—	—	—	—	—	—	—	—	—	—	—	—	—	—	—	—	—
—	—	—	—	—	—	—	—	—	—	—	—	—	—	—	—	—	—	—	—	—	—	—	—	—	—	—	—	—	—	—	—
—	—	—	—	—	—	—	—	—	—	—	—	—	—	—	—	—	—	—	—	—	—	—	—	—	—	—	—	—	—	—	—
—	—	—	—	—	—	—	—	—	—	—	—	—	—	—	—	—	—	—	—	—	—	—	—	—	—	—	—	63	—	—	—
2	—	1	—	1	1	2	2	2	3	—	—	1	1	2	1	1	2	2	1	—	2	2	2	—	1	—	1	3	1	—	1

Summa **29 (13 m. 16 w.)**

Todesursache	1888															
	Jan.		Febr.		März		April		Mai		Juni		Juli		Aug.	
	m.	w.	m.	w.	m.	w.	m.	w.	m.	w.	m.	w.	m.	w.	m.	w.
1. Angeborne Lebensschwäche .	—	—	—	—	—	—	—	—	—	—	—	—	—	—	—	—
2. Abzehrung der Kinder . .	—	—	—	—	—	—	—	—	—	—	—	—	—	—	—	—
3. Im Kindbett verstorben . .	—	—	—	—	—	—	—	—	—	—	—	—	—	—	—	—
4. Altersschwäche (über 60) Jahr	91	—	—	79	—	—	73	—	88	—	65	—	—	76	86	—
5. Pocken	—	—	—	—	—	—	—	—	—	—	—	—	—	—	—	—
6. Scharlach	—	—	—	—	—	—	—	—	—	—	—	—	—	—	—	—
7. Masern und Rötheln . .	—	—	—	—	—	—	—	—	—	—	—	—	—	—	—	—
8. Diphtheritis und Kroup .	—	—	—	—	—	—	—	—	—	—	—	—	—	—	—	—
9. Keuchhusten	—	—	—	—	—	—	—	—	—	—	—	—	—	—	—	—
10. Typhus.	—	—	—	—	—	—	—	—	—	—	—	—	—	—	—	—
10a. Flecktyphus.	—	—	—	—	—	—	—	—	—	—	—	—	—	—	—	—
11. Ruhr	—	—	—	—	—	—	—	—	—	—	—	—	—	—	—	—
12. Einheimischer Brechdurchfall	—	—	—	—	—	—	—	—	—	—	—	—	—	—	—	—
13. Diarrhoe der Kinder . .	—	—	—	—	—	—	—	—	—	—	—	—	—	—	—	—
14. Acuter Gelenkrheumatismus	—	—	—	—	—	—	—	—	—	—	—	—	—	—	—	—
15. Scropheln und englische Krankheit	—	—	—	—	—	—	—	—	—	—	—	—	—	—	—	—
16. Tuberkulose	—	—	—	—	—	—	—	—	22	—	—	—	24	—	—	—
17. Krebs	—	—	—	—	—	—	—	—	—	—	—	—	—	—	—	—
18. Wassersucht	—	—	—	—	—	—	—	—	—	—	—	—	—	—	—	—
19. Schlagfluß.	—	—	—	—	71	—	—	76	72	—	—	—	—	—	—	—
20. Luftröhrenentzündung und Lungenkatarrh	—	—	—	—	—	—	—	—	—	—	—	41	—	—	—	—
21. Lungen- und Brustfellentzündung	—	—	—	—	—	48	—	—	—	—	—	—	—	—	—	—
22. Andere Lungenkrankheiten .	—	—	—	—	—	—	—	—	—	—	—	—	—	—	—	—
23. Herzkrankheiten	—	—	—	—	—	—	—	—	—	—	—	—	—	—	—	—
24. Gehirnkrankheiten. . . .	—	—	—	—	—	—	—	—	—	—	—	—	—	—	—	—
25. Nierenkrankheiten	—	—	—	—	—	—	—	—	—	—	—	—	—	—	—	—
26. Krämpfe	—	—	—	—	—	—	—	—	—	—	—	—	—	—	—	—
27. Selbstmord	—	—	—	—	—	—	—	—	—	—	—	—	—	—	—	—
28. Mord und Todtschlag . .	—	—	—	—	—	—	—	—	—	—	—	—	—	—	—	—
29. Verunglückungen	—	—	—	—	—	—	—	—	—	—	—	—	—	—	—	—
30. Andere nicht angegebene und unbekannte Todesursache .	—	—	—	—	—	—	—	—	—	—	—	—	—	—	—	—
Summa **20 (12 m. 8 w.)**	**1**	—	—	**1**	**1**	**1**	**1**	**1**	**3**	—	**1**	**1**	**1**	**1**	**1**	—

1888								1889																							
Sept.		Oct.		Nov.		Dec.		Jan.		Febr.		März		April		Mai		Juni		Juli		Aug.		Sept.		Oct.		Nov.		Dec.	
m.	w.	m.	w.	m.	w.	m.	w.	m.	w.	m.	w.	m.	w.	m.	w.	m.	w.	m.	w.	m.	w.	m.	w.	m.	w.	m.	w.	m.	w.	m.	w.
—	—	—	—	—	—	—	—	—	—	—	—	—	—	—	—	—	—	—	—	—	1	—	—	—	—	—	—	—	—	—	—
—	—	—	—	—	—	—	—	—	—	—	—	—	—	—	—	—	—	—	—	—	—	—	—	—	—	—	—	—	—	—	—
—	—	—	—	—	—	—	—	—	—	—	—	—	—	—	—	—	—	—	—	—	—	—	—	—	—	—	—	—	—	—	—
—	—	—	—	—	85	—	—	—	—	—	—	—	—	89	77	—	88	—	81 87	—	—	—	—	—	—	—	—	—	—	—	—
—	—	—	—	—	—	—	—	—	—	—	—	—	—	—	—	—	—	—	—	—	—	—	—	—	—	—	—	—	—	—	—
—	—	—	—	—	—	—	—	—	—	—	—	—	—	—	—	—	—	—	—	—	—	—	—	—	—	—	—	—	—	—	—
—	—	—	—	—	—	—	—	—	—	—	—	—	—	—	—	—	—	—	—	—	—	—	—	—	—	—	—	—	—	—	—
—	—	—	—	—	—	—	—	—	—	—	—	—	—	—	—	—	—	—	—	—	—	—	—	—	—	—	—	—	—	—	—
—	—	—	—	—	—	—	—	—	—	—	—	—	—	—	—	—	—	—	—	—	—	—	—	—	—	—	—	—	—	—	—
—	—	—	—	—	—	—	—	—	—	—	—	—	—	—	—	—	—	—	—	—	—	—	—	—	—	—	—	—	—	—	—
—	—	—	—	—	—	—	—	—	—	—	—	—	—	—	—	—	—	—	—	—	—	—	—	—	—	—	—	—	—	—	—
—	—	—	—	—	—	—	—	—	—	—	—	—	—	—	—	—	—	—	—	—	—	—	—	—	—	—	—	—	—	—	—
—	—	—	—	—	—	—	—	—	—	—	—	—	—	—	—	—	—	—	—	—	—	—	—	—	—	—	—	—	—	—	—
—	—	—	—	—	—	—	—	—	—	—	—	—	—	—	—	—	—	—	—	—	—	—	—	—	—	—	—	—	—	—	—
—	—	—	—	—	—	—	—	—	—	—	—	—	—	—	—	—	—	—	—	—	—	—	—	—	—	—	—	—	—	—	—
—	—	—	—	—	—	—	—	—	—	—	—	—	—	—	—	—	—	—	—	—	—	—	—	—	—	—	—	—	—	—	—
—	—	—	—	—	—	—	26	—	—	—	—	—	—	—	—	—	—	—	—	—	—	—	—	—	—	—	32	—	—	—	—
—	—	—	—	—	—	—	—	—	—	—	—	—	—	—	—	—	—	—	—	—	—	—	—	—	—	—	—	—	—	—	—
—	—	—	—	—	—	—	—	—	—	—	—	—	—	—	—	—	—	—	—	—	—	—	—	—	—	—	—	—	—	—	—
—	—	—	—	—	76	—	—	69 79	—	—	—	—	—	—	—	49	—	—	—	—	—	77	—	—	—	—	—	—	—	67	—
—	—	—	—	—	—	—	—	—	—	—	—	—	—	—	—	—	—	—	—	—	—	—	—	—	—	—	—	—	—	—	—
—	—	—	—	82	—	—	—	69	54	—	—	—	—	—	—	—	—	—	—	—	—	—	—	—	—	—	—	—	—	—	—
—	—	—	—	—	—	—	—	—	—	—	—	—	—	—	—	—	—	—	—	—	—	—	—	—	—	—	—	—	—	—	—
—	—	—	—	—	—	78	—	—	—	50	—	—	—	—	—	—	—	—	—	—	—	—	—	—	—	—	—	—	—	—	—
—	—	—	—	—	—	—	—	—	—	—	—	—	—	—	—	—	—	1 72	—	—	—	—	—	—	—	—	—	—	72	—	—
—	—	76	—	—	—	—	—	—	—	—	—	—	77	—	—	—	—	—	—	—	—	—	—	—	—	64	—	—	—	—	—
—	—	—	—	—	—	—	—	—	—	—	—	—	—	—	—	—	—	—	—	—	—	—	—	—	—	—	—	—	—	—	—
—	—	—	—	—	—	—	—	—	—	—	—	—	—	—	—	—	—	—	—	—	—	—	—	—	—	—	—	—	—	57	—
—	—	—	—	—	—	—	—	—	—	—	—	—	—	—	—	—	—	—	—	—	—	—	—	—	—	—	—	—	—	—	—
—	—	—	—	—	—	—	—	—	—	—	—	—	—	—	—	—	—	—	—	—	—	—	—	—	—	—	—	53	—	—	—
—	—	—	—	—	—	—	—	—	—	—	—	60	—	—	56	—	—	—	—	—	—	—	22	—	—	—	—	—	—	—	—
—	—	**1**	—	**1**	**2**	**1**	**1**	**3**	**1**	**1**	—	**1**	**1**	**1**	**2**	**1**	**1**	**2**	**2**	—	**1**	**1**	**1**	—	—	**1**	**1**	**1**	**1**	**2**	—

Summa **25** (**14** m. **11** w.)

Diese schädlichen Einflüsse mache ich für die hier oft bei den jungen heranwachsenden Mädchen beobachtende Bleichsucht, Blutarmuth, Nervenschwäche, Magenkrankheiten (Katarrh und Geschwüre) verantwortlich (siehe folgende Morbiditätstabelle.) Das Bild einer kräftigen robusten Bäuerin, wie auf dem Lande, wird man hier schwerlich finden, dagegen meist zarte, schmächtige Mädchengestalten mit fein geschnittenem blassen Gesicht. Daß diese Verhältnisse auch im späterem Leben der Frau und Mutter auf Geburten und die oft mangelnde Lactation einwirken, ist sicher und möchte ich die schon erwähnte niedrige Geburtsziffer auf Helgoland hiermit in letzter Instanz in Zusammenhang bringen.*)

Von diesen allgemeinen Gesichtspunkten ausgehend gestalteten sich in den einzelnen Berichtsjahren die Gesundheitsverhältnisse nach beigegebenen Tabellen folgendermaßen:

2. Berichtsjahre:

1886.

Der Gesundheitszustand war im Vergleich mit den andern Jahren ein mäßig günstiger. Zu Beginn des Jahres traten Lungenentzündungen auf und zwar einzelne croupöse, woran zwei alte Helgoländer starben. In den Frühjahrsmonaten mehrten sich die catarrhalischen Lungenaffektionen in Gestalt von Pleuritiden und Bronchitiden, ohne indeß epidemisch auszuarten und die Durchschnittszahl im Frühjahr zu überschreiten. Daneben wurden Rachen- und Mandelaffektionen beobachtet und schon im März Kinderdiarrhoen, denen später im Juni ein Knabe erlag, — der einzige Todesfall dieser Art im Jahr. Im Uebrigen war die Krankheitsziffer eine geringe. Infektionskrankheiten fehlten zu Anfang des Jahres ganz. Erst im Mai und Juni zeigte sich Abdominaltyphus (in 3 Fällen), später im Herbst noch einmal wieder in 3 Fällen. Alle 6 genasen. Sonst war der Spätherbst sehr gesund und gab, wie aus der Tabelle ersichtlich, nur zu wenig Krankheitsfällen Veranlassung.

1887.

Das Jahr war in gesundheitlicher Beziehung das günstigste, wie auch die geringe Gesammtzahl der Erkrankungen zeigt. Besonders bevorzugt gegenüber den anderen Jahren erwies sich das Frühjahr, in welchem auffallend wenig Lungenaffektionen vorkamen. — Ansteckende Krankheiten

*) Bei vorstehender Schilderung muß natürlich die wohlhabende Klasse der Helgoländer, z. B. die Mehrzahl der Logirhaus-Besitzer, ausgenommen werden.

traten nicht auf, einzelne Typhusfälle, — vier im Ganzen — abgerechnet. Tuberkulose wurde, wie im vorigen Jahre, auch in diesem Jahre mehrfach beobachtet, einmal mit tödtlichem Ausgang. Kinderdiarrhoen stellten sich im Juli ein, verliefen aber alle gut. Der Herbst, welcher ausnahmsweise etwas mehr Katarrhe der Luftwege veranlaßt hatte, wie das Frühjahr, verlief doch im Ganzen, ohne viele Krankheiten gebracht zu haben.

1888.

Im Vergleich mit den übrigen und zumal im Gegensatz zum vorigen Jahr mußte 1888 ein ungünstiges für den Gesundheitszustand genannt werden. Schon im Februar begannen hartnäckige Lungenerkrankungen meist catarrhalischer Natur und häuften sich in den nächsten Frühjahrsmonaten so sehr, daß die Gesammtziffer derselben ungefähr das Doppelte der gewohnten betrug. Auch Ohrenerkrankungen — oft Folge der letzteren — stellten sich häufiger ein als sonst. Halsaffektionen waren trotzdem nicht sehr zahlreich. Kinderdiarrhoen wurden im Februar und in den Sommermonaten beobachtet. Ansteckende Krankheiten blieben — zwei Typhusfälle abgerechnet — wie gewöhnlich aus bis zum Herbst. Derselbe, im Allgemeinen gesund, brachte eine sich fast in alle Häuser und Familien verbreitende Keuchhustenepidemie, welche, von fremden Kindern eingeschleppt, nur wenig Helgoländer verschonte, aber zu keinem Todesfall Veranlassung gab. Trotz der großen Krankenzahl im Jahr war die Sterblichkeit günstiger wie je zuvor, denn der jüngste Verstorbene hatte schon das 20. Lebensjahr erreicht und das Durchschnittsalter der Gestorbenen betrug $66^3/_4$.

1889.

In diesem Jahr verlief der Gesundheitszustand ähnlich wie 1886. Im Frühjahr eine mäßige Anzahl von Lungenerkrankungen, Kinderdiarrhoen schon vom Februar an bis zum September, monatlich vereinzelte Fälle mit einem Todesfall. Halskrankheiten nur wenig zahlreich. Die Keuchhustenepidemie nahm im Anfang des Jahres rasch ab, so daß schon im Februar keine neuen Fälle mehr auftauchten. Im Uebrigen wurden ansteckende Krankheiten, diesmal auch Typhus, nicht beobachtet. Der im Allgemeinen — namentlich auch bezüglich der catarrhalichen Affektionen — sehr gesunde Herbst wurde plötzlich getrübt durch die auch hier stark auftretende Influenzaepidemie, welche zu Ende des Jahres auf ihrem Höhepunkt sich befand. (Siehe Krankheitstabelle Nr. 7, Seite 38 bis 40.)

Krankheitstabelle Nr. 7.

Gesammtergebniß aus den Krankheitstabellen der Jahre 1886–1889.

I.

Krankheitsformen	1886		1887		1888		1889	
	m.	w.	m.	w.	m.	w.	m.	w.
1. Entwickelungskrankheiten.								
Angeborene Mißbildungen	—	—	—	—	2	—	—	—
Atrophie der Kinder	—	—	—	—	—	—	—	—
Menstruationsanomalien	—	2	—	1	—	1	—	3
Schwangerschaftsanomalien	—	1	—	1	—	2	—	—
Geburts- und Wochenbettsanomalien	—	6	—	8	—	5	—	5
Altersschwäche	2	5	2	2	2	3	3	4
2. Infections- und allgem. Krankheiten.								
Rose	—	3	—	—	3	3	—	3
Keuchhusten	—	—	—	—	14	22	2	2
Gastrisches Fieber	—	2	2	1	3	2	—	2
Unterleibstyphus	3	3	3	1	—	2	—	—
Ruhr	—	—	—	—	3	3	—	—
Brechdurchfall	1	1	—	1	—	—	—	1
Diarrhoe der Kinder	10	20	5	9	5	12	6	11
Influenza	—	—	—	—	—	—	4	8
Acuter Gelenkrheumatismus	—	1	2	1	2	4	3	1
Blutarmuth	—	11	—	10	—	17	2	17
Pyämie	—	—	—	—	—	—	1	—
Scrophulosis	3	2	—	3	2	1	2	3
Rachitis	3	1	1	1	—	—	—	2
Gicht	1	—	—	—	2	—	1	—
Bösartige Neubildungen	2	1	—	—	—	1	2	1
Gonorrhoe	—	—	—	—	—	1	—	—
Lues	1	—	1	1	1	1	—	—
Chron. Alkoholismus	3	—	3	—	3	—	2	1
Andere chron. Vergiftungen	1	—	—	—	—	—	1	—
Allgem. Entkräftung	—	—	—	—	—	1	—	—
3. Lokalisirte Krankheiten.								
a. Krankheiten des Nervensystems.								
Geisteskrankheiten	—	1	—	3	—	3	—	2
Hirn- und Hirnhautentzündung	1	2	1	—	4	2	—	—
Apoplexia celebri	5	3	6	4	4	2	3	2
Andere Krankheiten des Gehirns	—	—	—	—	5	2	1	1
	36	65	26	47	55	90	33	69
	101		**73**		**145**		**102**	

II.

Krankheitsformen	1886		1887		1888		1889	
	m.	w.	m.	w.	m.	w.	m.	w.
Epilepsie	1	—	—	—	—	—	1	—
Eklampsie	1	—	—	1	—	—	—	2
Chorea	—	—	—	—	—	1	—	—
Andere Krankheiten des Nervensystems	6	29	6	32	4	30	9	29
b. Krankheiten der Ohren	3	11	6	3	9	11	4	1
c. Krankheiten der Augen	3	13	5	17	7	7	11	9
d. Krankheiten der Athmungsorgane.								
Krankheiten der Nase und der Adnexa	1	3	1	1	1	1	4	1
Andere Kehlkopfkrankheiten	—	—	2	3	2	5	3	1
Acuter Bronchialkatarrh	9	7	10	11	25	10	10	12
Chronischer Bronchialkatarrh	5	1	3	—	8	4	6	2
Lungenentzündung	12	5	7	9	20	20	10	12
Brustfellentzündung	3	10	3	4	5	10	6	5
Lungenblutung	—	—	—	1	—	—	—	—
Lungenschwindsucht	2	2	—	3	2	2	2	1
Emphysem	1	1	2	—	—	—	—	—
e. Krankheiten der Circulationsorgane.								
Herz- und Herzbeutelentzündung	—	2	—	—	1	—	1	—
Klappenfehler und andere Herzkrankheiten	—	2	1	2	4	4	4	4
Krampfadern	1	1	1	4	—	—	—	—
Lymphgefäß- und Lymphdrüsenentzündung	1	7	1	2	4	1	4	4
f. Krankheiten des Verdauungsapparats.								
Krankheiten der Zähne	2	9	10	10	5	12	9	10
Zungenentzündung	—	1	—	1	1	—	1	2
Mandel- und Rachenentzündung	13	9	9	10	7	3	5	10
Acuter Magenkatarrh	—	—	7	13	3	9	8	9
Chronischer Magenkatarrh	4	2	3	—	2	3	—	6
Magengeschwür	—	1	—	1	—	4	—	1
Acuter Darmkatarrh	11	12	3	5	2	3	4	4
Chronischer Darmkatarrh	1	2	3	—	—	—	2	—
Habituelle Verstopfung	2	5	—	1	3	5	1	3
Bauchfellentzündung	1	2	1	2	2	2	6	2
Brüche	5	1	2	—	1	1	2	—
Leberkrankheiten	3	2	1	—	3	—	2	1
	91	140	87	136	121	148	115	131
	231		**223**		**269**		**246**	

III.

Krankheitsformen	1886 m.	1886 w.	1887 m.	1887 w.	1888 m.	1888 w.	1889 m.	1889 w.
g. Krankheiten der Geschlechtsorgane.								
Nierenerkrankung	—	1	—	5	1	1	3	1
Krankheiten der Blase	1	1	—	6	—	1	4	2
Wasserbruch	—	—	1	—	—	—	1	—
Krankheiten der Gebärmutter	—	2	—	—	—	5	—	3
Krankheiten der Hoden und Eierstöcke	1	—	2	—	—	—	—	—
Krankheiten des Penis und der Scheide	4	4	—	3	3	3	3	1
h. Krankheiten der äußeren Bedeckung.								
Krätze	—	—	—	—	1	1	1	1
Acute Hautkrankheiten	10	11	11	10	13	15	7	8
Zellgewebsentzündung	11	3	3	2	12	3	11	5
Panaritium	1	1	7	2	9	4	10	3
Andere Krankheiten d. äußeren Bedeckung	8	13	3	7	6	5	5	3
i. Krankheiten der Bewegungsorgane.								
Krankheiten der Knochen und Knochenhaut	2	—	—	—	1	1	—	1
Krankheiten der Gelenke	1	5	5	5	1	4	6	7
Krankheiten der Muskeln und Sehnen	24	10	10	11	12	5	7	6
k. Mechanische Verletzungen.								
Quetschungen und Zerreißungen	12	3	9	6	10	2	8	1
Knochenbruch d. Oberarms u. Vorderarms	4	—	2	1	—	—	3	3
„ des Oberschenkels	1	1	—	—	—	—	—	—
„ des Unterschenkels	—	—	—	—	1	—	1	1
„ des Fußes	2	—	—	—	3	—	—	—
„ des Kopfes	—	—	—	—	—	—	—	1
„ der Rippen	—	—	—	—	2	1	1	1
Verstauchungen	2	2	3	—	5	5	3	2
Verrenkung der Schulter	—	—	—	—	—	1	—	1
„ der Ellenbogen	—	—	—	—	1	—	—	—
Wunden	30	11	26	8	35	2	31	9
Verbrennungen	2	3	3	1	4	3	2	—
	116	71	85	67	120	62	107	60
III.	**187**		**152**		**182**		**167**	
II.	**231**		**223**		**269**		**246**	
I.	**101**		**73**		**145**		**102**	
Gesammt-Summe	**519**		**448**		**596**		**515**	

3. Die Gesundheitsverhältnisse in Bezug auf das Vorkommen der einzelnen Krankheiten.

a. Ansteckende Krankheiten.

Nur selten und vereinzelt treten dieselben auf, wofür die schon erwähnte Thatsache als Beleg dienen mag, daß während der Berichtsjahre niemals Scharlach, Masern, Diphtheritis, Blattern hier sich gezeigt haben, auch nicht sporadisch.

Die Ursache, daß Typhus abdominalis hier jährlich — wenn auch nur in wenigen Fällen (sechs als höchste Zahl) — vorkommt, scheint mir in den noch mangelhaften Abfuhrverhältnissen zu liegen (siehe folgendes Capitel). Jedenfalls geht aus einer Zusammenstellung der Typhusfälle während der Berichtsjahre hervor, daß dieselben sich am meisten in der Nähe der Ausgußröhren an der Nordostseite zeigten und zwar sowohl im Ober- wie im Unterlande. Der Zusammenhang war oft sehr auffallend, so z. B. im Februar 1886, wo ich drei Typhuskranke behandelte, welche alle im Unterlande in der Nähe der nordöstlichen Felsenecke, dem Hauptausgußplatze, in einem Hause wohnten. Sonst erkrankte damals Niemand auf der Insel, überhaupt hat es sich immer nur um vereinzelte Fälle gehandelt. (Siehe die Krankheitstabellen.) Daß die Typhusfälle sich durch ein besser geregeltes Abfuhrsystem vermindern, wenn nicht vermeiden lassen, dafür spricht die Thatsache, daß seit dem Bestehen eines Gesundheitscomitees und eines Gesundheitsgesetzes, welches im November 1886 in Kraft trat, sich die Zahl der Typhuspatienten alljährlich verringert hat. Dieselben belief sich auf:

6 im Jahr 1886,
4 „ „ 1887,
2 „ „ 1888,
0 „ „ 1889,
1 „ „ 1890.

Hoffentlich wird in Zukunft nach Einführung eines besseren Abfuhrsystems der Typhus ganz von der Insel verschwinden.

Die Einschleppung von Keuchhusten im Oktober 1888 war auf einige Kinder zurückzuführen, welche als Reconvalescenten von Pertussis sich kurz zuvor hier zur Erholung aufgehalten hatten, wie nachträglich in Erfahrung gebracht wurde. Die meisten Kinder erkrankten damals an Keuchhusten, doch ohne daß ein Fall tödtlich endete.

Croupöse Pneumonie wird im kalten Frühjahr bisweilen hier beobachtet — so z. B. im Frühjahr 1888 — doch nimmt sie selten einen epidemischen Charakter an. In einem Fall während der Berichtsjahre führte sie zu einer schnell tödtlich verlaufenden Pthisis pulmonum.

Tuberculose, namentlich der Lungen, findet sich, wie die Tabellen, besonders die Sterblichkeitstabellen (Tab. Nr. 5b u. 6) aufweisen, auch auf Helgoland und zwar 3—4 mal im Jahr, fast gleichmäßig auf beide Geschlechter vertheilt. Gestorben sind daran während der letzten 4 Jahre 10, wovon 5 männlich und 5 weiblich; am häufigsten im Alter von 20 bis 30 Jahr. Die Aetiologie der Tuberculose hier in der bacillenfreien Seeluft ist nicht genügend aufzuklären. Es kommen mehr Fälle in erblich belasteten, wie in nicht belasteten gesunden Familien vor. Einmal schloß die Pthisis sich an Pleuritis, einmal, wie gesagt, an croupöse Pneumonie an. Nach meinen Ausführungen über die oft schlechte, kohlendunstige Luft in den Wohnstuben und Schlafräumen der meisten kleinen Häuser könnte man daran denken, sie — für eintretende Lungenleiden — verantwortlich zu machen, indeß spricht die Thatsache dagegen, daß ein Theil der Phthisiker aus der besser situirten Bevölkerungsklasse, die über geräumige Stuben verfügt, stammt. Am wahrscheinlichsten ist für mich der Zusammenhang so, daß durch die oft bei denselben Personen wiederkehrenden Frühjahrs- und Herbstbronchitiden die Widerstandsfähigkeit der Lunge leidet und, — vielfach auf Grund einer scrophulösen Diathese — sich der Tuberkelbacillus einzunisten vermag.

Von Pocken sind die Helgoländer seit langer Zeit verschont geblieben, selbst im Sommer 1888, wo die Krankheit an der englischen Küste (Grimsby) stark grassirte und Grimsbycutter uns umschwärmten. Hierdurch veranlaßt wurde ein Quarantainegesetz erlassen, um dieselben fern zu halten und die Landung Kranker zu verhindern. Trotzdem kam eines Tages ein englischer Schiffer, der mit Grimsby-Schiffern verkehrt hatte, zu mir, angeblich an Schulterschmerzen leidend, deren Ursache sich aber bei genauerer Besichtigung als Variola ergab. Zum Glück ist (wohl in Folge der sofort veranlaßten Abreise) kein weiterer Fall hier beobachtet worden.

Die Impfungen, welche seit 1780 auf der Insel gebräuchlich sind, fanden während der letzten Zeit in jedem zweiten Jahre ohne bestimmte Vorschriften statt. Da dem bisherigen Gesetz zufolge erst beim Eintritt in die Schule mit dem 6. Jahre von den Kindern ein Impfschein abverlangt wurde, so ließen viele Eltern erst kurz zuvor, wenige sie vor dem dritten Jahre impfen. Der Impftermin fand im Frühjahr, gewöhnlich im Mai statt. Bei der zweimal während der Berichtsjahre erfolgten Impfung stammte die Lymphe (Kalblymphe) zuerst aus der kaiserlichen

Impfanstalt in Wien, dann später im Mai 1888 aus der Privatanstalt von Dr. Koch & Pisa zu Hamburg. Geimpft wurden jederzeit ca. 150 Kinder und versagte die Lymphe in keinem Falle, so daß nicht abgeimpft zu werden brauchte. Schwere Krankheitsfälle im Anschluß an die Vaccination habe ich nicht gesehen. Eine Revaccination war hier gesetzlich nicht geboten und demgemäß auch nicht gebräuchlich, nur mußten bei der Verheirathung die Impfscheine vorgezeigt werden.

Die Influenza hat im Spätherbst 1889 auch auf Helgoland epidemisch geherrscht und dürfte eine genauere Besprechung dieser Epidemie — als Beitrag zur Aufklärung ihrer Entstehung — besonders interessant sein. Es muß vorausgeschickt werden, daß nach Schluß der Saison Anfang Oktober zuerst dreimal wöchentlich, später zweimal wöchentlich eine Verbindung mit dem Festlande durch Dampfschiffe existirte und daß nur wenig Passagiere mit denselben herüber kamen. Es ist mir nicht bekannt geworden, daß Einer von ihnen an der Influenza gelitten und dieselbe eingeschleppt habe. Der Gesundheitszustand war im Spätherbst ein sehr guter, so daß die sonst häufigen Herbstcatarrhe der Respirationswege fehlten. Ueber die wichtigen „ersten Fälle" auf Helgoland kann ich leider nicht aus eigner Anschauung urtheilen, doch habe ich später Erkundigungen über dieselbe einziehen können. Die ersten in meine Behandlung gekommenen Influenzafälle datiren von Mitte December, wie die Epidemie schon in vollem Gange war. Ueberhaupt ist nur ein kleiner Bruchtheil der hiesigen Kranken, — natürlich alle schweren — von mir behandelt worden. Im Ganzen war die Epidemie hier eine gutartige. Schwere Formen kamen nur selten, Complicationen wie Otitis media mit Eiterungsprozessen u. dgl. gar nicht vor, auch Nachkrankheiten ernsterer Art fehlten ganz. Von den verschiedenen Formen der nervösen, gastrischen, catarrhalischen, war die letztere am meisten ausgeprägt und äußerte sich in häufigen Bronchitiden oft capillärer Natur. In verhältnißmäßig wenigen Fällen — fünf — schloß sich eine fibrinöse Pneumonie an (zum Theil bei Alkoholisten), die drei mal bei alten Leuten zum Tode führte. Bei Einzelnen zeigten sich zwei der genannten Formen verbunden, so bei einem vierjährigen Knaben, meinem ersten Kranken, der — plötzlich somnolent geworden — zuerst auf mich den Eindruck einer schweren acuten Vergiftung machte. Nachdem die Gehirnerscheinungen gewichen, traten gastrische Beschwerden und endlich eine fibrinöse Pneumonie des linken unteren Lungenlappens auf, wovon Patient genaß. Das Haus desselben befindet sich dicht am Wasser, der Seeluft, den Winden am meisten ausgesetzt. Ueberhaupt ist es mir mehrfach aufgefallen, daß Personen, welche das Haus nie verließen, nicht erkrankten, Arbeiter dagegen, die stets in frischer Luft, besonders häufig und oft sehr schwer von der Influenza befallen wurden. Der Quantität nach schätze ich, daß etwa die Hälfte der Einwohner von der Influenza ergriffen wurde. Einen genaueren Ueberblick konnte ich über das Ergriffensein der Schulkinder erlangen, indem auf mein Ersuchen allen Schulkindern von den Lehrern Fragebögen mitgegeben wurden, welche die Eltern nach den Erkrankungen der Kinder bezüglich des Alters, der Erscheinungen und der Zeit des Auftretens ausfüllten. Aus denselben ging hervor, daß an influenzaähnlichen Beschwerden im December 1889 bis Februar 1890 erkrankten mit Kopfschmerzen, Gliederreißen, nachfolgender Mattigkeit von der:

Ueberſicht Nr. 12.

	Summa	Knaben	Mädchen
I. Klasse.			
1. Gesammtzahl im Winter 1889/90	70	31	39
2. Erkrankungen	52	23	29
II. Klasse.			
1. Gesammtzahl	88	41	47
2. Erkrankungen	48	26	22
III. Klasse.			
1. Gesammtzahl	88	49	39
2. Erkrankungen	53	30	23

Also von 246 Kindern, 121 Knaben, 125 Mädchen
wären erkrankt 153 „ 79 „ 74 „

Die 4. Klasse, 91 Kinder, lasse ich wegen der geringen Zuverlässigkeit der Angaben unberücksichtigt. Die zumeist angegebenen Beschwerden waren Kopfweh — bei der 1. Klasse in 35 Fällen — außerdem Husten, Halsweh, vereinzelt Ohrenstechen, sowie unbestimmte fieberhafte Krankheitserscheinungen. Der Zeit nach kam die Influenza bei den Kindern, — und ich glaube, sie trat auf Helgoland bei ihnen zuerst auf — Anfang December zum Ausbruch, am 3., 7., 11., 15. u. s. f. und zeigte sich hierbei deutlich die Thatsache, daß die erste Klasse (Kinder von 11—14 Jahren) zuerst erkrankte, dann die zweite, dritte und vierte Klasse. Diese Thatsache gab sich so auffällig zu erkennen, daß Ende December schon die erste Klasse durchseucht war und im Januar keine Fälle mehr beobachtet wurden, während in der vierten Klasse noch im Februar Influenzafälle sich zeigten. Erwachsene sind überhaupt erst von Weihnachten an in meine Behandlung gekommen.

Außer dem Anfang December zuerst aufgetretenen Gros der Epidemie sind nun im November, von Mitte bis Ende, noch einzelne, die sogen. „ersten Fälle" nachträglich von mir constatirt worden; eine erwachsene intelligente Dame, welche bestimmt angab, die characteristischen Influenzaerscheinungen schon Mitte November gehabt zu haben und später auch davon freiblieb; dann ein 14jähriges Mädchen, welches ebenfalls im November, 21.—23., an Kopfschmerz, Gliederschmerzen, Mattigkeit, die lange anhielt, litt. Da selbige Personen zu jener Zeit weder mit dem Festland noch mit Fremden in Berührung gekommen sind, auch damals in den Nachbarländern (Hamburg, Cuxhafen) die Influenza erst vereinzelt auftrat, möchte ich für dieselben ein directes Contagium als Veranlassung ausschließen, um so mehr, als in der Familie des 14jährigen Mädchens die andern Geschwister erst mit dem Gros nach einem Monat erkrankten. War ein Contagium die alleinige Ursache, so würden die Geschwister doch wahrscheinlich von der Schwester im November inficirt sein. Bei einem in der Atmosphäre liegenden Miasma wäre es dagegen erklärlich, daß erst die dafür empfindlicheren und später — nachdem das Miasma sich mehr angehäuft — die andern dafür minder empfänglichen Personen davon ergriffen wurden. Auf Grund meiner bisherigen Ausführungen muß ich also annehmen, daß Miasma die Ursache der Influenza gewesen sei.

Hierbei kommen die klimatischen Verhältnisse Helgolands wesentlich in Betracht, weshalb ich eine Uebersicht über die meteorologischen Erscheinungen während der betreffenden Monate folgen lasse (s. Tab. Nr. 8, Seite 46 u. 47, s. auch Tab. 4, S. 20 u. 21). Aus denselben ist ersichtlich, daß während des Auftretens der Epidemie, Anfang December, vorwiegend Ostwind, Kälte, hoher Luftdruck, vorher dagegen während des ganzen Novembers Westwind mit warmer Witterung hier beobachtet wurde. Der Luftdruck war während des ganzen Octobers und Ende Novembers sehr gering. Die Feuchtigkeit, zu Ausgang des Sommers bis zum October bedeutend, minderte sich in den letzten Monaten des Jahres (s. die Monatsmittel und das Capitel „Klima"). Bestimmte Schlüsse wage ich nicht aus diesen Ergebnissen abzuleiten. Im Ganzen scheint mir das Auftreten der Influenza dafür zu sprechen, daß die Ursache dieser Krankheit vorwiegend ein Miasma ist, daß daneben die Influenza aber auch contagiös sein kann, wofür die stufenmäßige Verbreitung unter den Schulkindern sprechen dürfte — also miasmatisch-contagiös, wie Dysenterie, Cholera, vorwiegend aber miasmatisch. Erloschen war die Epidemie Anfang Februar 1890, wenn auch einzelne Recidive später sich einstellten und

Tabelle

Meteorologische Beobachtungen

Datum	1889: October					November				
	L	T	F %	W	N	L	T	F %	W	N
1.	753	11,1	90	N O	R	753	8,0	89	S W S	R
2.	751	11,2	92	SW S	R	753	7,6	90	S W	R
3.	749	11,8	88	N W W	R	754	7,9	93	SW S	R
4.	754	12,3	93	S S O	R	751	8,9	98	S SW	R
5.	755	11,8	94	S	R	755	8,9	88	S W NW	R
6.	755	11,8	92	S W	—	763	9,3	89	W SW	R
7.	745	11,3	89	S	R	764	10,4	95	W SW	—
8.	746	10,6	87	SW	R	765	9,8	89	W	—
9.	741	11,4	87	S W	R	762	8,6	74	NW	—
10.	744	10,7	91	S SO	R	762	6,5	98	W NO	R
11.	750	11,5	89	SO	—	769	6,3	91	N SW	—
12.	749	10,7	94	S SW	R	770	8,0	90	W	—
13.	754	9,4	95	S	—	769	7,6	84	SW S	—
14.	751	10,6	98	N W	—	768	6,0	87	S	—
15.	759	10,8	98	SW SO	R	768	7,4	94	S SW	—
16.	769	10,2	98	SO	—	770	8,8	98	SW W	N
17.	757	9,7	94	O SO	R	775	7,9	78	NW	—
18.	751	10,6	98	O	R	776	7,9	90	W	—
19.	747	10,0	95	O S	R	776	7,7	89	SW	—
20.	748	9,3	95	S O	R	776	6,4	87	SW O	—
21.	745	9,6	93	O	R	773	1,4	94	S O	—
22.	746	9,5	96	N O O	R	769	4,4	96	S	—
23.	751	7,1	93	NO	R	765	6,3	98	S W	R
24.	766	8,2	96	O NO	R	757	6,8	98	S W S	N
25.	764	5,6	86	NO	R	739	6,8	94	SW W	—
26.	768	5,1	77	O NO	—	742	3,0	91	W	R S
27.	760	3,8	77	O SO	R	743	3,4	82	NW	R S
28.	754	7,9	89	S O	R	753	3,1	92	N W	R N
29.	757	10,4	94	W SW	—	754	3,0	95	SW N	R N
30.	757	9,8	92	S SW	—	763	—0,2	90	N NO	—
31.	794	9,2	90	SSW	R	—	—	—	—	—
M.	**752,5**	**9,8**	**87**	—	—	**761,9**	**6,6**	**85**	—	—

L = Luftdruck. — T = Temperatur: Celsius. — F = relative Feuchtigkeit %. —

Nr. 8.

während der Influenzaepidemie 1889/90.

December					Januar 1890				
L	T	F %	W	N	L	T	F %	W	N
770	0,5	92	N O	—	768	—1,0	98	S W	N
772	0,5	92	SO SW	—	763	—2,3	100	O SO	N
771	2,6	87	N O	R	754	—1,4	98	SO	N
773	2,2	84	O NO	—	756	4,7	97	S	R
775	1,1	90	O NO	R	758	5,7	97	S	R
773	—0,2	92	O SO	—	765	6,2	99	SW	R N
765	—3,4	91	SO	S	768	7,0	98	SW	—
765	—2,6	91	SO SW	S	786	4,4	100	SW	N
751	1,4	96	SO SW	S R	761	4,4	93	SW	—
739	4,8	100	S W	R N	750	5,6	94	SW W	R
741	4,9	96	S W	R	761	4,3	88	SW NW	—
755	3,4	87	W	R	755	5,4	95	SWW	R
762	2,2	78	SW	—	759	4,8	96	W SW	R
765	0,9	87	O	—	760	4,0	94	W S	N
768	1,6	91	W	R	758	5,0	93	W	—
770	1,8	96	W S	N	763	5,4	100	SW	N R
767	4,6	100	SW	N	763	5,4	95	SW S	—
763	4,6	100	W S	N	753	3,8	92	S SW	R
764	3,6	97	W S	N	742	5,6	97	SW	R
753	2,5	92	S	R N	741	3,7	92	SW	R
749	3,8	96	S W	R	746	3,5	90	SW	—
748	5,0	100	S O	R N	736	3,1	89	S SW	R
752	5,6	100	SW	R N	730	1,8	95	SO NO	S R
755	5,2	99	S	N	750	3,8	95	W S	—
763	3,9	98	O	R N	747	6,4	98	S SW	R N
774	2,2	97	O	N	745	5,2	92	S W	R
776	—2,9	83	O	—	745	5,0	84	W	R
767	—2,3	89	O	—	754	3,8	85	W N	—
763	—0,4	92	W S	S	759	2,5	80	N W	R
766	3,1	87	N W	R	763	2,5	95	W SW	R
768	2,0	82	S W	—	768	1,2	85	SO S	—
769,8	**2,2**	**88**	—	—	**755,2**	—	**90**	—	—

W = Windrichtung. — N = Niederschlag: S = Schnee; R = Regen; N = Nebel.

Mancher noch lange an den Folgen litt. Wenigstens trat im Februar kein neuer Fall auf. Ein Zusammenhang des Erlöschens mit klimatischen Ereignissen (Stürmen wie in England) ist hier mit Bestimmtheit nicht festzustellen gewesen.

b. Kindererkrankungen.

Dieselben sind, wie aus dem schon oft erwähnten Fehlen der Infectionskrankheiten hervorgeht, im Allgemeinen sehr gering auf Helgoland und ist der Procentsatz der Kindersterblichkeit auch ein äußerst niedriger; hauptsächlich bestehen sie in Diarrhoen, meist auf unzweckmäßige Diät zurückzuführen. Außerdem treten im Frühjahr und Herbst bei Säuglingen verhältnißmäßig oft catarrhalische Affectionen auf, welche in einzelnen Fällen wohl den ersten Anstoß zur späteren Tuberculose geben und bei den schlecht ventilirten dunstigen Wohnzimmern im Winter häufig sich als sehr hartnäckig erweisen.

Scrophulose findet sich vielfach hier bei Kindern und giebt in späteren Jahren bisweilen zu multiplen Lymphonen Veranlassung, desgleichen ist Rachitis bei ihnen nicht selten, doch führt diese Krankheit fast nie zu schweren Störungen. Als Ursache der Rachitis, sowie der oft schon früh auftretenden Zahncaries möchte ich neben unzweckmäßiger Nahrung das Trinkwasser ansehen, welches allgemein hier Regenwasser ist und so den Knochen nicht genügend Kalk zuführt. Jedenfalls hat phosphorsaurer Kalk oft auffallend gute Dienste geleistet.

c. Andere Krankheiten.

Von den übrigen noch nicht erwähnten Krankheiten sind als häufig hier zu nennen: Lungenentzündungen catarrhalischer Art; doch erholen sich auch Alte sehr oft davon, sodaß der meist letale Verlauf der Alterspneumonien für Helgoland nicht zutrifft. Außerdem treten bösartige Neubildungen, Carcinome, hin und wieder im Alter auf (der Brust, des Peritoneums, der Zunge und vor Allem des Magens). Alkoholismus ist nicht selten und hat in mehreren Fällen Psychosen veranlaßt.

Psychosen sind hier relativ häufig und vielfach auf hereditärer Grundlage. Besonders oft finden sich die Gemüthserkrankungen beim weiblichen Geschlecht, bei welchem Nervosität, sowie Hysterie nicht selten ist. In mehreren Fällen hat Psychose Veranlassung zum Selbstmord gegeben, einmal zur Vergiftung mit Schwefelsäure. Sonst gehören Vergiftungen zu den größten Seltenheiten, nur eine Bleikolik, vom weißen Anstreichen der Häuser vor der Saison ist mir in Erinnerung. Von

Krankheiten der Sinnesorgane sind Ohrenkatarrhe, als Folgeerscheinung von Bronchitis, Nasenkatarrhen ꝛc. zu nennen, während Augenkrankheiten selten auftreten. Kurzsichtigkeit ist eine große Ausnahme, nur eine Concavbrille habe ich für ein Mädchen verordnen müssen. Desgleichen gehören zu Ausnahmekrankheiten hier Gonorrhoe und Lues. Nur vereinzelte Fälle weisen die Tabellen auf und spricht, bei dem großen Fremdenverkehr im Sommer, diese Thatsache meiner Ansicht nach am besten für den sittlichen Charakter der helgoländer Bevölkerung.

Vierter Abschnitt:

Die Wohnstätten und der Haushalt der Helgoländer.

1. Die Wohnhäuser.

Hierbei hat man zu unterscheiden die in den engen Nebenstraßen liegenden Fischerhäuser, welche die meisten Helgoländer beherbergen, von den Logirhäusern. Letztere dienen im Sommer zur Aufnahme der Fremden und mit diesen vermehrt sich auch ihre Zahl jährlich bedeutend. Sie entsprechen im Allgemeinen den Anforderungen, welche man an eine gesunde Wohnung machen kann. Dies läßt sich nicht sagen von den Fischerhäusern. Klein und niedrig aufgebaut enthalten die Wohn-, besonders aber die Schlafräume derselben nicht den für die Familienmitglieder nöthigen Raum, zumal im Winter, wo der vom kleinen eisernen Ofen in's Zimmer dringende Kohlendunst die Luft noch ungesünder und schädlicher macht. Die Wohnräume haben im Durchschnitt eine Länge von 4 m, eine Höhe von 2 m und eine Breite von $3^1/_2$ m = 28 cbm Rauminhalt. An die eine Seite dieser Zimmer, den Fenstern gegenüber, schließen sich meist die Schlafstätten an, durch eine Doppelthür von den letzteren getrennt. Dieselben, oft nicht viel größer wie die alten Wandbetten, enthalten zwei übereinander befindliche Schlafabtheilungen, in deren oberen die Eltern, in deren unteren die Kinder schlafen. Daß hier, zumal wenn die Rückwand kein Fenster zum Durchlüften besitzt, die Luft stagniren muß, ist einleuchtend. Neuerdings werden anstatt dieser Schlafstätten bei Neubauten selbst kleinerer Häuser größere Schlafzimmer mit freistehenden Betten, sog. „Kojen" gebaut. Die Wände der Zimmer waren früher mit Fliesen bedeckt. Da die oft nöthige Reparatur derselben aber kostspielig ist, auch die steinernen Wände sich leicht mit Feuchtigkeit belegen, so sind sie schon vielfach übermalt, übertapezirt oder durch Tapeten ersetzt. Nur an den Kaminen in der Küche hinter der Schlafstube findet man fast überall noch die alten Kacheln. Die Küche, wie überhaupt das ganze Haus, ist stets sauber und reinlich gehalten.

Die Zahl der bewohnten Helgoländer Häuser beträgt nach dem Ergebniß bei der Volkszählung am 1. December 1890 519, welche sich auf die vier Quartiersleute so vertheilen, daß Jeder ca. 130 in seinem Revier hat. Im Oberland befinden sich 374, im Unterland dagegen 145 Häuser, außerdem giebt es noch 26 unbewohnte Häuser auf Helgoland.

Das Baumaterial der meisten, aller alten Häuser ist Holz als Außenwand mit einer dünnen Steinwand dahinter. Doch ist seit einigen Jahren die Baupolizeiverordnung in Kraft, daß kein Gebäude im Weichbilde des Ortes aus Holz ausgeführt werden darf mit Rücksicht auf einen grade für Helgoland so besonders verhängnißvollen Feuerausbruch.

Von den zwei Spritzenhäusern liegt eins im Oberland neben dem Armenhaus mit 2 Spritzen, eins im Unterland in der Mitte der Bindfadenallee mit 3 Spritzen. Zweimal im Jahre wurden damit Uebungen vorgenommen, zum Glück sind sie niemals ernstlich in Gebrauch gekommen.

Hervorgehoben mag noch werden, daß bei alten zweistöckigen Häusern die Zwischenwand zwischen dem oberen und unteren Zimmer oft sehr dünn ist. So ereignete sich vor fünf Jahren der Unglücksfall, daß ein Schrotschuß beim Entladen einer Flinte im oberen Stockwerk, nachdem er den Boden des Zimmers durchdrungen, das Gesicht einer im Bett liegenden Frau schwer verletzte.

2. Beseitigung der Unreinlichkeiten.

Als ein Uebelstand in sanitärer Beziehung ist das Abfuhrwesen der festen sowohl wie der flüssigen Stoffe zu bezeichnen und bedarf dasselbe um so nothwendiger der Verbesserung, da Helgoland den Anspruch erhebt — und wegen seiner klimatischen Verhältnisse auch erheben kann — ein Luftkurort ersten Ranges zu sein. Allerdings stehen der Einführung eines vollkommenen Abfuhrsystems gerade hier große Schwierigkeiten entgegen, welche in dem Zusammengedrängtsein der Wohnungen, so daß die Stoffe sich auf einem kleinen Raum anhäufen, und in der Unmöglichkeit liegen, sie als Dünger zu verwerthen, so daß sie alle in die See geschüttet werden müssen. Auf dem Oberlande besteht seit alter Zeit die Einrichtung, daß alle festen Stoffe und übelriechenden Flüssigkeiten in Eimern an den nächsten Felsrand im W resp. NO während der Nachtzeit zu der dort befindlichen Schmutzbrücke gebracht und von derselben über den Felsrand entleert werden. Während der Westrand vom Orte durch unbebaute Felder getrennt ist, und daher ein bei Westwind hier auftretender Geruch die nächsten Häuser kaum belästigt, liegt am nordöstlichen Felsrand der Ausguß unmittelbar in der Nähe menschlicher Wohnungen und belebter Hauptstraßen (der Kirchenstraße). An dieser Stelle mündet auch das, sämmtliches Schmutzwasser vom Oberlande abführende, Röhrensystem. Es kann also nicht ausbleiben, daß bei N und NO Wind ein intensiver Geruch sich entwickelt. Dieser Uebelstand macht sich hier um so mehr bemerkbar, da der Felsen nach Osten neigt und der Platz, wo die Ausgußstellen im Osten liegen, der tiefste Punkt des Felsens ist. Aus der Tafel Nr. 1 ist zu ersehen, daß die wenigen Typhusfälle, die sich auf dem Oberland gezeigt haben, meist in dieser Gegend aufgetreten sind.*) Der Einwand, es könnte sich hierbei um einen schädlichen Einfluß des oberhalb in der Kirchenstraße gelegenen, — allerdings überfüllten — Kirchhofes handeln, ist völlig zurückzuweisen, da erstens nach den neueren Ergebnissen die sanitäre Gefahr des Kirchhofes nicht mehr als solche anerkannt wird, sodann aber, weil im Unterland an der Ostseite genau dieselben schädlichen Abfuhrverhältnisse vorliegen und auch hier in der Nähe derselben Typhus mehrfach von mir beobachtet ist. Im Unterland, wo der Vorderstrand für den Fremdenverkehr ganz besonders rein gehalten werden muß, ist nur eine Schmutzbrücke in Gebrauch. Dieselbe liegt auch am Ostrande und sollen von ihr alle festen Abfälle ins Meer gesenkt werden. Für den Südoststrand — zwischen der Landungsbrücke und Südspitze, — wo es bis 1889 auch gestattet und gebräuchlich war, die festen Abfälle in's Meer zu schütten, ist dies seitdem verboten worden, weil hier in Folge der festen Landungsbrücke keine Strömung vorhanden ist und so die Abfuhrstoffe in dem sog. „todten Wasser" stets stagniren mußten und zu Klagen Veranlassung gaben. — Das Schmutzwasser wird theils am Südost-, theils am Nordoststrande direct in's Meer gegossen, theils durch Vermittelung einer eisernen Ausgußröhre, welche ca. 200 Fuß weit in's Meer mündet und beim Theater in einem abgelegenen Straßenwinkel ihre Eingußöffnung hat. Dieselbe ist indeß gegenwärtig nicht mehr im Gebrauch. So wird bei der Beseitigung der unreinen Abgänge jetzt am meisten die Ostseite sowohl des Ober- wie des Unterlandes belastet und wäre es im sanitären Interesse derselben — aber auch des ganzen Landes zu wünschen, daß bald ein geregeltes Abfuhrsystem, unterstützt durch zweckmäßige Canalisation, ein-

*) Die Sterne auf Tafel I bedeuten Localität der Typhusfälle während der Berichtsjahre auf Helgoland.

geführt werde, um so mehr, wenn künftig, wie verlautet, am Nordoststrande des Unterlandes eine biologische Station eingerichtet werden sollte.

3. Nahrung und Genußmittel.

a. Trinkwasser.

Als ganz besonders im Haushalt wichtig möge hier eine kurze Besprechung der Nahrungs- und Genußmittel vom sanitären Standpunkte folgen. In erster Linie kommt — als Hauptnahrungsmittel — das Trinkwasser der Helgoländer in Betracht. Im Allgemeinen ist hierüber zu sagen, daß vorwiegend Regenwasser auf Helgoland als Trinkwasser benutzt wird. Auf dem Oberlande ist dies einzig und allein der Fall. Von den Dächern wird der Regen in die auscementirten Cisternen geleitet, welche beim Bau der Häuser in den Felsen eingemauert sind. Dieselben befinden sich theils vor den Häusern im Hof oder Garten, theils im Keller im Innern der Häuser. Letzteres findet man weitaus am häufigsten und ist auch vorzuziehen, weil das Wasser, selbst beim Oeffnen der Brunnendeckel, nicht so leicht Verunreinigungen aus der Luft erhalten kann. Gewonnen wird das Wasser entweder durch Pumpen oder — und zwar in der Mehrzahl — durch Heraufholen mit Eimern. In derselben Weise sammeln auch im Unterlande die Einwohner den Regen und verwerthen ihn als Trinkwasser. Außerdem ist hier das Grundwasser zu erwähnen, welches — in den Straßen durch abessinische Röhren gewonnen — hauptsächlich als Spül- und Waschwasser, vereinzelt aber auch als Trinkwasser gebraucht wird. Da das Regenwasser wegen Mangel an Kalk, der zum Knochenaufbau nöthig, dem Grundwasser nachsteht, so wäre die reichliche Gewinnung von trinkbarem Grundwasser sicher von sanitärem Werthe. Das beste Trinkwasser im Unterlande besitzt die Brauerei des Consuls Bufe. Bei einer Bohrung (1820) strömte es aus einer Sandschicht des Felsens und bildet seitdem eine unversiegte Felsenquelle. Die im Chemisch-Pharm. Laboratorium des Collegii Carolini zu Braunschweig im Jahre 1873 von Herrn Otto gemachte Analyse dieses Bufe'schen Grundwassers ist folgendermaßen:

„Das Wasser enthält in 100000 Theilen 120,8 feste Bestandtheile, von welchem 2,0 organische Substanzen sind. Die Härte des Wassers beträgt 20,9 Grade. Diese wird durch den Gehalt desselben an Gyps (schwefelsaurem Kalk) und untergeordneten Mengen von Bittersalz (schwefelsaurer Magnesia) bedingt. Kohlensaure Salze der beiden Basen kommen in dem Wasser nicht vor. Die gefundene Härte entspricht einem Gehalt des Wassers von beiläufig

50,7 (in 100000) Gyps. Der nach Abzug dieses und der organischen Substanzen bleibende Rest von unorganischen Bestandtheilen setzt sich zusammen aus einer kleinen Menge von salpetersauren Salzen (Nitraten: das Wasser enthält 0,3 pro 100000 Salpetersäure) und namentlich aus Chloriden, unter welchen Chlornatrium (Kochsalz) gravitirt. Der Gehalt des Wassers hieran ist = 67,86 in 100000."

gez. Otto.

Weitere Untersuchungen des Grundwassers vom Unterlande, sowie des Regenwassers vom Ober- und Unterlande, hat Herr Dr. Bachér als erster Assistent des Herrn Professor Emmerling in der landwirthschaftlichen Versuchsstation zu Kiel auf mein Ersuchen gemacht und mir seine Analysen für diese Arbeit bereitwilligst zur Verfügung gestellt.

Chemische Analysen des Helgoländer Trinkwassers.

A. Regenwasser.

I. Oberland.

a. Ostseite.

Das Wasser, welches mit Eimern aus einem Brunnen geschöpft war, der dicht an der Nordostecke (Ecke O'Brien- und Kirchenstraße) im Garten eines Hauses in der Kirchenstraße freisteht, enthielt:

Analyse Nr. 1.

Gesammt-Härte . . . . . . (deutsche Härtengrade)	5,2 °
Bleibende Härte	2,9 °.
In 100000 Theilen sind enthalten:	
Organische Substanz	5,3
Chlor	5,3
Ammoniak	5,08
Salpetrige Säure	ziemlich viel
Salpetersäure	0
Eisen	0
Schwefelsäure	mittel
Schwefelwasserstoff	0.

b. Westseite.

Das Wasser, welches in der Nähe des Gouvernementhauses am Falm aus einem Brunnen geschöpft wurde, der im Keller eines Hauses liegt, enthielt:

Analyse Nr. 2.

Gesammt-Härte	2,7 ⁰
Bleibende Härte	2,5 ⁰.

In 100000 Theilen sind enthalten:

Organische Substanz	2,1
Chlor	3,5
Ammoniak	0
Salpetrige Säure	Spur
Salpetersäure	0
Eisen	0
Schwefelsäure	mittel
Schwefelwasserstoff	0.

II. Unterland.

a. Ostseite.

Das Wasser ist geschöpft aus einem Brunnen, welcher sehr nahe der Nordostecke des Felsens im Keller eines Hauses steht, und zwar mittelst Eimern. Das Wasser enthielt:

Analyse Nr. 3.

Gesammt-Härte	7,0 ⁰
Bleibende Härte	3,4 ⁰.

In 100000 Theilen sind enthalten:

Organische Substanz	3,6
Chlor	7,7
Ammoniak	0,381
Salpetersäure	0
Salpetrige Säure	Spur
Eisen	0
Schwefelsäure	mittel
Schwefelwasserstoff	0.

b. Ostseite.

Das Wasser wurde aus einem Brunnen gepumpt, welcher im Keller eines Hauses in der Mitte des Oststrandes (Ecke Siemensstraße und Jütland-Terrasse) liegt. Es enthielt:

Analyse Nr. 4.

Gesammt-Härte	3,2 ⁰
Bleibende Härte	2,9 ⁰.

In 100000 Theilen Wasser sind enthalten:

Organische Substanz	2,26
Chlor	3,7

Ammoniak	0,108
Salpetersäure	0
Salpetrige Säure	Spur
Eisen	0,0021
Schwefelsäure	mittel
Schwefelwasserstoff	0.

c. Südostseite.

Das Wasser wurde geschöpft durch Pumpe aus einem Brunnen im Keller eines Hauses in der Nähe der Landungsbrücke. Es enthielt:

Analyse Nr. 5.

Gesammt-Härte	5°
Bleibende Härte	2,2°.

In 100000 Theilen Wasser sind enthalten:

Organische Substanz	3,2
Chlor	4,1
Ammoniak	0,762
Salpetersäure	0
Salpetrige Säure	vorhanden
Eisen	0
Schwefelsäure	wenig
Schwefelwasserstoff	0.

B. Grundwasser vom Unterlande.

Das Wasser wurde geschöpft mittelst Eimer aus einem Brunnen im Hofe eines Hauses in der Nähe des Fluthmessers am Südoststrand.

Analyse Nr. 6.

Es betrug:

Gesammt-Härte	21,4°
Bleibende Härte	12,0°.

In 100000 Theilen Wasser sind enthalten:

Organische Substanz	5,96
Chlor	34,1
Ammoniak	0
Salpetersäure	vorhanden
Eisen	0,0036
Schwefelsäure	viel
Schwefelwasserstoff	0.

Dr. Bachér.

Chemische Abtheilung der landwirthschaftlichen Versuchsstation in Kiel.

Aus dem Vergleich dieser Analysen läßt sich fast mit Bestimmtheit schließen, daß der Ausgußplatz an der Nordostecke für die Nachbarbrunnen, zumal, wenn sie frei im Garten oder Hofe stehen, eine schädliche Wirkung ausübt, vergl. Analyse 1 (Oberl. Ostseite): Org. Substanz 5, Chlor 5, Ammoniak 5, Salpetrige Säure viel, während bei Analyse 2 (vom Oberl. Westseite, Brunnen im Keller): Org. Substanz 2, Chlor 3,5, Ammoniak 0, Salpetrige Säure Spur u. s. w. Aus den Proben des Unterlandes ist dies nicht so deutlich zu ersehen, weil die Brunnen meist geschützt im Keller lagen, und auch größentheils an der Ostseite. Eine Ausnahme macht An. 5, wo der Brunnen im Hofe steht. Dort sehen wir auch am meisten organ. Substanz.

Bacteriologische Analysen des Helgoländer Trinkwassers.

Vom Regenwasser vorstehender Wasserproben wurde Nr. 5 und 3 in sterilisirten Gläsern gesondert aufgefangen und auf der Bacteriologischen Abtheilung der landwirthschaftlichen Versuchsstation zu Kiel von Herrn Dr. H. Weigmann untersucht. Derselbe theilte über das Ergebniß der Untersuchungen folgendes mit:

ad Analyse Nr. 5. Das Wasser Nr. 5 enthält:

ca. 2000 Keime in 1 cc.

„Etwa 75 % davon sind verflüssigende Bacterien (wahrscheinlich B. subtilis). Ferner finden sich mehrere ausnehmend große und sehr dünne Auflagerungen, sowie einige andere der Art und wenige runde Colonien. Im Ganzen 4—5 Arten. Die Culturen haben keinen Fäulnißgeruch.“ —

ad Analyse Nr. 3. Das Wasser Nr. 3 enthält:

ca. 1000—1500 Keime in 1 cc.

„Mit Ausnahme von nur einigen wenigen Auflagerungen und runden Colonien sind alle Colonien verflüssigt. Im Ganzen 3—4 verschiedene Arten. Die Culturen haben keinen Fäulnißgeruch.“ —

„Die Zahl der in 1 cc gefundenen Keime ist für die hygienische Beurtheilung des Wassers in diesem Falle vollständig ohne Belang, da das Wasser in Folge der großen Entfernung (Helgoland-Kiel) erst mehrere Tage nach der Probenahme zur Untersuchung kam. Die geringe Zahl verschiedener Arten von Bacterien läßt auf eine gute Beschaffenheit des Wassers schließen, ebenso der Umstand, daß die Colonien keinen Fäulnißgeruch von sich geben. Diesen günstigen

Anzeichen steht allerdings das andere gegenüber, daß beide Wässer — das eine (Nr. 3 von der Nordostecke) fast ausschließlich, das andere zu ca. 75 %) — verflüssigende Bacterien enthalten, da diese meist dort vorkommen, wo viele organische Substanzen, wenn auch nur pflanzliche, der Zersetzung anheimfallen, wie z. B. in den oberen Erdschichten und der Ackerkrume. Ihr Vorkommen im Wasser läßt sich aber grade aus letzterem Grunde erklären: Vor Allem sind beide Wasser Regenwasser und haben, wenn auch nicht direct die Bodenoberfläche, so doch die Dächer der Häuser abgewaschen, deren Staub ja wohl dieselbe bacteriologische Zusammensammensetzung hat, wie die Bodenoberfläche, und ferner sind die „Brunnen", welche in den Kellern liegen, wahrscheinlich Zuflüssen von den oberen Bodenschichten ausgesetzt."

Dr. H. Weigmann.
Bacteriologische Abtheilung der landwirthschaftlichen Versuchsstation zu Kiel.

Auf der Düne wird in beiden Pavillons, — außer einem Schuppen die einzigen menschlichen Wohnungen — Grundwasser zum Trinken benutzt. Dasselbe ist im Reimers'schen Pavillon beim Bau desselben im Frühjahr 1890 aus einer Sandschicht des Bodens ca. 14 Fuß tief heraufbefördert. Außerdem liefert ein vor diesem Hause befindlicher Brunnen, aus welchem Wasser mittelst Eimern heraufgeholt wird, zum Trinken benutztes Grundwasser. Das Wasserniveau in beiden Brunnen hebt und senkt sich bei Fluth und Ebbe als Zeichen, daß das Wasser mit dem Meer in Verbindung steht. Auffallend ist sein — wenigstens für den Geschmack — geringer Salzgehalt und seine Härte. Es ist klar, gut trinkbar und neben dem Bufe'schen das beste Trinkwasser Helgolands.

b. Andere Nahrungs- und Genußmittel.

Im Jahre 1888 wurde vom Gouverneur O'Brien eine Verordnung erlassen, welche den Verkauf von schädlichen Nahrungsmitteln, Getränken und Droguen verbietet. Ordinance to provide against the sale of unwholesome food and the adulteration of food and drug. — Bei der Entfernung vom Festlande mag allerdings wohl für die betr. Verkäufer eine Gefahr vorliegen, schlechte gefälschte Waaren zu erhalten, indessen sind in den letzten Jahren keine officiellen Beschwerden über schlechte Nahrungsmittel an mich ergangen und auch keine Krankheiten von mir beobachtet worden, die sich mit Bestimmtheit auf solche hätten zurückführen lassen. Sehr zweckmäßig würde der officielle Bau eines Eiskellers — nur einer ist vorhanden und zwar in der Bufe'schen Brauerei — mit einer Eismaschine sein, theils um zur Conservirung der Nahrungsmittel stets Eis liefern zu können, hauptsächlich aber für Kranke, für welche Mangel an Eis und besonders eines officiellen Eiskellers empfindsam hervortritt.

Fünfter Abschnitt:

Oeffentliche Gebäude, der Gesundheitspflege unterstellt.

1. Krankenhaus und Krankenpflege.

An der äußersten Südecke der Bindfadenalle befindet sich ein zweistöckiges Haus, welches — allerdings selten — zur Aufnahme Kranker dient. Da es Helgoländer nur in außergewöhnlich schweren Unglücksfällen, oder, wenn nothwendig, zur Isolirung bei ansteckenden Krankheiten beherbergt, so wurde es im Winter fast gar nicht benutzt, sondern lediglich im Sommer, wo fremde Dienstboten, englische Schiffer und Matrosen nach Unglücksfällen und sonstigen schweren Krankheiten dort bis zur Heilung oder bis zum Transport in englische Hospitäler untergebracht wurden. Da die Krankenzahl stets sehr gering war — nie mehr als drei zur Zeit, — auch die beiden Krankenzimmer, zwar niedrig, aber geräumig genug sind, so hat es den ans Hospital gestellten Ansprüchen während der letzten Jahre zur Genüge entsprochen, zumal niemals ein Badegast in dieser Zeit aufgenommen ist. Für einen solchen Privatkranken war früher kein passendes Zimmer vorhanden, doch ist in letzter Zeit auch hierfür Sorge getragen. Ein Leichenhaus, das im Frühjahr 1890 gebaut wurde, steht im Hof des Hospitals und hat Fremde, die hier gestorben, vorübergehend aufgenommen. Unter den im Hospital von 1886—1889 zur Behandlung gekommenen Krankheiten ist ein leichter Typhusfall zu erwähnen, dann luetische Affektionen (namentlich Bubonen) bei englischen Matrosen. Außer diesen Infektionskrankheiten sind nur einige acute Verletzungen, Knochenbrüche zu nennen und bei einem Helgoländer eine Handverbrennung durch Pulverexplosion. Alle genasen. (Siehe Uebersicht Nr. 13).

Uebersicht Nr. 13.

Im Hospital waren:

	a. Kranke					b. Leichen (im Leichenzimmer).	
Im Jahre	Helgo-länder	Engländer		Deutsche		Helgo-länder	Fremde
		Matrosen	Fischer	Dienst-mädchen	Bade-gäste		
1886	—	1. Opthalmie 2. Lues	—	—	—	1. Meningitis 2. Fall von der Klippe (Selbstmord?)	1. Pneumonie 2. Herzschlag n. d. Baden
1887	—	—	1. Fractura humeri	1. Bartholinitis (Abscess)	—	1. Tod durch Ertrinken (Selbstmord)	1. Tod durch Ertrinken (ein dänisch. Fischer)
1888	1. Schwere Handverbrennung (Pulverexplosion) 2. Armphlegmone	1. Bubo 2. Lues 3. Lues 4. Bronchitis capill.	1. Fractur der großen Zehe 2. Fractura tibiae 3. Rheumatism. muscul.	—	—	—	1. Cyankalivergiftung (Selbstmord)
1889	—	—	—	1. Febris typhosus. 2. Febris typhos.	—	1. Fall von der Klippe (Selbstmord?)	1. Tod durch Ertrinken (ein hamburgischer Fischer)
	2	6	4	3	—	4	5
Summa	15 Kranke					9 Leichen.	

Die Krankenpflege wird in Helgoland stets von den nächsten Angehörigen übernommen und würde auch wohl nur im Fall einer ansteckenden Krankheit an eine fremde Wärterin abgetreten werden. Deshalb war auch im Winter nie das Bedürfniß nach einer solchen vorhanden, wenn sie auch oft — namentlich zum Zweck einer genügenden Lüftung, die hier oft schwer zu erreichen — am Platz gewesen wäre. Im Sommer ist indeß dies Bedürfniß nach einer tüchtigen Krankenpflegerin für die Fremden vorhanden und habe ich deshalb seit fünf Jahren aus dem Helenenstift des Vaterländischen Frauenvereins zu Altona während eines Theils der Sommerzeit eine Schwester als Krankenpflegerin kommen lassen für die Hospital- und übrigen Patienten.

2. Das Schulhaus.

Unter den öffentlichen Gebäuden Helgolands beansprucht die Schule als Aufenthalt für die heranwachsende Jugend in sanitärer Beziehung vornehmlich besprochen zu werden. Das Schulhaus, 1840 gebaut, ist im Oberland gegenüber der Kirche gelegen. Es steht mit der Front nach W auf einem abschüssigen Terrain, so daß vom Grundwasser des höher gelegenen Schul- und Kirchhofplatzes der Boden des Kellers und die darüber befindlichen Schulzimmer feucht werden können.

Aus der Bauart und Einrichtung der vier Schulklassen hebe ich folgende Punkte hervor, weil sie vom Standpunkte des preuß. Schulreglements Bedenken in sich schließen:

1. Die Fenster liegen in allen Klassen einander gegenüber (und zwar im W und O), so daß das Licht von beiden Seiten kommt.
2. Die Breite der Schulzimmer überwiegt die Länge derselben 9 : 6—7, während das richtige Verhältniß 7 : 9 beträgt.
3. In der 3. und 4. Classe kommen 0,4 — 0,5 qm auf ein Kind, anstatt 0,6 qm, sie sind also überfüllt.
4. Bei den Schultischen sind die Abstände der Bänke von den Tischen zu groß (siehe Uebersicht Nr. 14b).
5. Die Ventilation ist nur durch englische Schiebefenster möglich.
6. Die Schulwände sind weiß angestrichen und so blendend für die Augen.
7. Hinter der letzten Schulbank, welche unmittelbar an der Wand steht, hängt die Garderobe der Kinder im Schulzimmer.
8. Freie Turnplätze fehlen, der Schulplatz dient nur zum Spielplatz. Als Turnhalle wird das Sommertheater verwendet, doch mangelt es dort an dem nöthigen Licht.

Uebersicht Nr. 14a.

a. Anzahl der Schüler.

Jahr	Summa	I. Klasse			II. Klasse			III. Klasse			IV. Klasse		
		Knaben	Mädchen	Zusammen	Knaben	Mädchen	Zusammen	Knaben	Mädchen	Zusammen	Knaben	Mädchen	Zusammen
1886	360	37	33	70	50	41	91	48	50	98	57	44	101
1887	352	34	36	70	48	42	90	50	47	97	53	42	95
1888	358	37	33	70	43	47	90	55	42	97	52	49	101
1889	359	39	32	71	41	49	90	56	41	97	50	51	101
1890	345	31	39	70	41	47	88	55	41	96	46	45	91

Uebersicht Nr. 14b.

b. Raumverhältnisse der Schulzimmer (nach Metern).

	Höhe	Länge	Breite	Verhältniß von Breite zur Höhe	Anzahl der Kinder	Inhalt cbm	pro Kind qm	Abstand der Bänke von den Tischen cm
I. Kl.	3,5	5,76	8,63	12 : 8	70	173	0,709	16
II. Kl.	3,66	7,2	8,8	9,8 : 8	88	231,9	0,73	6
III. Kl.	3,66	5,6	8,8	12,6 : 8	96	180,36	0,53	4
IV. Kl.	3,40	5,70	8,6	12 : 8	91	170,54	0,43	6

Der Gesundheitszustand ist im Allgemeinen gut und wird der Schulbesuch aus sanitären Gründen nur selten unterbrochen, da Infectionskrankheiten der Kinder hier fast ganz fehlen. Einmal mußte — im December 1888 — wegen der Keuchhustenepidemie die Schule 12 Tage hindurch geschlossen werden. Nur die Katarrhe der Respirationsorgane machen sich im Herbst und Frühjahr in unangenehmer Weise geltend, indem nach Versicherung der Lehrer durch vielfaches Husten der Unterricht oft gestört wird.

3. Armenhaus und Armenpflege.

Das sogen. „Armenhaus" liegt auf dem Oberlande zwischen dem Leuchtthurm und der Kirche. Es ist ein langes aufgetrepptes Gebäude, welches während der Dänenzeit als Caserne Verwendung fand. Den Namen „Armenhaus" verdient es eigentlich nicht, da es nicht als Heimstätte der wirklich Armen Helgolands benutzt wird. Letztere, meist altersschwache Personen, welche sich nicht ernähren können, werden vom Armenvorstand bei helgoländer Familien in Kost und Pflege gegeben, ein System, welches sich auf Helgoland als sehr zweckmäßig bewährt hat. Die Zahl der Armen ist nicht groß; sie betrug in den letzten Jahren durchschnittlich ca. 15 Personen. Außer dieser officiellen giebt es noch eine Privat-Armenpflege, ein Verein helgoländer Damen, welche ca. 25 Verarmte — vielfach 70- bis 90jährige — unterstützt, sich überhaupt der verschämten Armen annimmt und so im Stillen recht viel Gutes stiftet. In dem „Armenhause" werden theils respectable, theils dem Trunk ergebene Personen beherbergt. Außer diesen lebte während der Berichtsjahre noch ein unheilbarer Geisteskranker (ein Idiot) in einer Zelle des Armenhauses, wo er von den Angehörigen auf Landschaftskosten verpflegt worden ist. Vor Kurzem wurde derselbe in die Irrenanstalt bei Schleswig übergeführt. Für solche Psychosen, namentlich Tobsuchtsfälle, wäre die Erbauung einiger gut eingerichteter und überwachter Zellen — wenn auch nur zum provisorischen Aufenthalt — sehr zweckentsprechend, da anderweitig für deren Unterkunft auf der Insel nicht hinreichend gesorgt ist.

Schluß:

Helgoland als Seebad.

Als Helgoland zu Anfang dieses Jahrhunderts nach dem Aufhören des Schleichhandels während der Continentalsperre der Verarmung entgegen ging, wurde auf Anrathen Jacob Andresen Siemens hier ein Seebad errichtet. Dadurch sind die gesammten Verhältnisse der Insulaner in andere Bahnen gelenkt worden. Der Wohlstand des Helgoländers hat sich seitdem sehr gehoben. Nur Mitte des Jahrhunderts 1840—1850 begann derselbe vorübergehend zu sinken, da die Düne zu jener Zeit erheblich abgenommen hatte und ihr baldiger Untergang schon befürchtet wurde. In dieser Besorgniß entschlossen sich damals eine Anzahl Helgoländer, auszuwandern, theils nach Californien, theils nach Australien. In der Folgezeit nahm die Düne wieder zu, da mehr zu ihrer Erhaltung von den Helgoländern selbst gethan wurde. Die Zahl der Badegäste wuchs von Jahr zu Jahr*) und mit dem zunehmenden Wohlstand unterblieb die Auswanderung. Aus diesen Thatsachen geht hervor, daß für Helgoland die Düne als Badeplatz den größten Werth hat.

Die Vorzüge Helgolands als Badeort ergeben sich aus Folgendem:

1. Helgoland als Badeort.

Die Heilwirkung des Seewassers beruht auf seinem verschiedenen Verhalten zum menschlichen Organismus:

1. als chemischer Reiz vermöge seines Salzgehaltes,
2. als thermischer Reiz vermöge seiner kühlen Temperatur,
3. als mechanischer Reiz vermöge seines Wellenschlags.

*) Die Anzahl der Fremden betrug ohne Passanten:
1886: 8370; 1887: 9600; 1888: 8320;
1889: 12460; 1890: 12732.

Außer diesen Wirkungen kommt noch die unberechenbare psychische und vielleicht eine elektrische in Betracht.

Es wird sich als zweckmäßig erweisen von diesen drei Gesichtspunkten aus die charakteristischen Eigenschaften des Helgoländer Seebades zu besprechen.

Das Seewasser bei Helgoland in seiner Heilwirkung auf den Körper.

a. Als chemischer Reiz (Salzgehalt).

Nach Forchhammer sind die Bestandtheile des Seewassers in 100 Theilen:

Uebersicht Nr. 15.

	Nordsee (jütische Küste) Gramm	Ostsee (dänische Küste) Gramm
Chlornatrium	2,484	1,38
Chlorkalium	0,135	—
Chlormagnesium	0,242	0,195
Kohlensaure Magnesia	—	0,025
Schwefelsaure "	0,266	0,200
Chlorcalcium	—	0,007
Schwefelsaurer Kalk	0,120	0,034
Gesammt	**3,187**	**1,769**
Davon HCl-Salze	2,861	1,510

Danach stellt sich der Salzgehalt der Nord- zur Ostsee wie 3,18 zu 1,76. — Bei Helgoland ist der Salzgehalt noch etwas höher, wie folgende Vergleichstabellen zeigen, welche den Ergebnissen der „Commission zur Untersuchung deutscher Meere" entnommen sind.

Uebersicht Nr. 16a.

Salzgehalt in Procent der:

1. Nordsee V. th. = (Gramme in 100 g Wasser).

	Jahr	Juni	Juli	August	September
Helgoland	1884	3,25	3,28	3,33	3,41
	1885	3,27	3,24	3,24	3,28
	1886	3,16	3,18	3,18	3,23
Borkum	1884	3,27	3,33	3,31	3,36
	1885	3,26	3,26	3,29	3,29
	1886	3,30	3,32	3,29	3,37

	Jahr	Juni	Juli	August	September
Sylt	1884	3,18	3,25	3,25	3,20
	1885	3,15	3,21	3,30	3,27
	1886	3,14	3,16	3,14	3,14
Weser-Leuchtschiff . .	1884	3,18	3,23	3,24	3,22
	1885	3,25	3,17	3,16	3,15
	1886	3,23	3,21	3,26	3,26

Uebersicht Nr. 16b.

2. Ostsee:

	Jahr	Juni	Juli	August	September
Friedrichsort	1884	1,36	1,33	1,33	1,26
	1885	1,55	1,47	1,36	1,55
	1886	1,48	1,67	1,70	1,47
Travemünde	1884	1,18	1,05	1,05	1,09
	1885	1,36	1,25	1,07	1,13
	1886	1,20	1,15	1,26	1,14
Lohme (Rügen) . . .	1884	0,84	0,86	0,86	0,82
	1885	0,85	0,87	0,83	0,83
	1886	0,83	0,88	0,83	0,83
Hela	1884	0,75	0,62	0,71	0,71
	1885	0,75	0,76	0,75	0,74
	1886	0,68	0,72	0,75	0,74

Hieraus geht hervor, daß Helgoland bezüglich seines Salzgehaltes mit Borkum — dem westlichsten der deutschen Nordseebäder — auf einer Stufe steht und Sylt noch etwas überragt. Dies ist auch nicht zu verwundern, da Helgoland in Folge seiner weit in's Nordseebecken vorgeschobenen Lage das Meerwasser am reinsten mitten aus der Nordsee erhält, wo das Watt seinen Einfluß nicht mehr geltend machen kann.

Bei dem Salzgehalt spielt das Kochsalz die Hauptrolle, wie folgende Zusammenstellung zeigt, welche das Verhältniß der Salze in 100 Theilen Nordseewassers ergiebt.

Uebersicht Nr. 17.

In dem Nordseewasser bei Helgoland beträgt das Verhältniß der Salze in 100 Theilen:

Chlornatrium	74,20	Bromnatrium	1,09
Chlormagnesium . . .	11,04	Schwefelsaurer Kalk . .	4,72
Chlorkalium	3,80	Schwefelsaure Magnesia .	5,15

Diese Berechnung entstammt einer Seewasseruntersuchung bei Helgoland, welche den Salzgehalt desselben auf 3,44 % angiebt und ebenfalls den hohen chemischen Reiz des Helgoländer Meerwassers erkennen läßt.

b. Als thermischer Reiz (Meerestemperatur).

Ein Hauptvorzug des Nordseebades, wodurch es circulationsfördernd, Stoffwechsel belebend*) wirkt, liegt in seiner kühlen Temperatur, da nach einem physiologischen Grundgesetz durch längere Abkühlung der Haut die Erregbarkeit der Nerven vermindert, dieselben also gestärkt werden. Das Seebad bei Helgoland ist auch in dieser Beziehung besonders kräftig und wirkungsvoll, da die Sommertemperatur des Meerwassers eine sehr niedrige ist. Dieselbe beträgt im Mittel von 10 Jahren 1876—1886:

Uebersicht Nr. 18. **Temperatur des Meeres im Mittel von 1877—86.**

Januar . . . 3,7 ° C.	Mai . . . 8,3 ° C.	September . 16,2 ° C.
Februar . . 3,1 „	Juni . . . 12,4 „	October . . 13,2 „
März . . . 3,4 „	Juli . . . 15,4 „	November . 9,2 „
April . . . . 5,1 „	August . . 17,3 „	December . . 6,5 „

Pro Jahr . . . 11,4 (siehe beigefügte Curvenkarte Nr. 3 pag. 72).

Aus derselben erhellt auch, daß die Wasserwärme im Sommeranfang (Juni) gering, im Spätherbst dagegen recht hoch ist, so daß man im October noch baden kann.

Daß diese Thatsachen auch im Vergleich mit andern Nord- und Ostseebädern zutreffen, geht außerdem aus nachfolgender Uebersicht hervor, welche den Monatsunterschied der Wasserwärme während des Sommers giebt.

Uebersicht Nr. 19. **Es betrug der Monatsunterschied der Meerestemperatur:**

	Juni			Juli			August			September		
	Niedrigster Grad	Höchster Grad	Mittel	Niedrigster Grad	Höchster Grad	Mittel	Niedrigster Grad	Höchster Grad	Mittel	Niedrigster Grad	Höchster. Grad	Mittel
Helgoland .	10,5	14,7	12,5	13,9	16,8	15,5	16,4	18,0	17,3	15,0	17,1	16,3
Borkum . .	12,3	16,0	14,0	15,3	18,1	16,7	16,8	18,9	17,7	14,5	17,7	16,4
Sylt	12,0	19,0	15,9	15,15	19,5	17,1	15,4	20,2	17,5	12,6	17,8	15,2
Wyk a. Föhr .	14,0	18,0	16,0	14,0	21,0	17,1	15,0	19,5	17,6	12,5	18,5	15,2

*) Die circulationsbelebende Eigenschaft des Seebades und der Seeluft erhellt deutlich aus einer Reihe sphygmographischer Pulscurven, welche ich von Fremden vor und nach dem Seebad, sowie nach der Ankunft und vor der Abfahrt aufgenommen und in meinem Buche: „Die Nordseeinsel Helgoland“ veröffentlicht habe.

c. Als mechanischer Reiz (Wellenschlag).

Der Wellenschlag wechselt bei Helgoland, an der Düne fehlt er oft ganz, oft — namentlich im Spätherbst — ist er sehr stark; im Ganzen wird er noch von andern Nordseebädern (Sylt) übertroffen und kann nur ein mäßiger genannt werden. Als Ursache hierfür erweist sich die Vorlagerung Helgolands, zumal der Südspitze, wodurch die starken Westwellen von der Düne abgehalten werden. Darum wird mit der fortschreitenden Abbröckelung der Südspitze auch voraussichtlich der Wellenschlag an der Düne größer. Außer den verschiedenen Eigenschaften des Seewassers kommen zur Beurtheilung eines Seebades die localen Verhältnisse desselben in Betracht. Unter ihnen zuerst

Der Badestrand.

Im Allgemeinen besteht der Strand der Düne aus festem, feinkörnigem Sande. Unter dieser oberen Sandschicht befindet sich, wie schon früher erwähnt, eine Schicht von Steingeröll. Am Damenstrande, wo nur wenig von der Brandung weggespült, dagegen viel Sand angeschwemmt wird, ist ein guter, feinsandiger Strand und man hört nur bisweilen darüber klagen, daß die Damen, zumal bei Ebbe, sehr weit ins Meer hineingehen müssen, bevor sie genügend Wasser zum Baden finden. Durch tieferes Hineinschieben der Karren ließe sich diesem Uebelstande abhelfen. Im Gegensatz hierzu leidet der Herrenstrand — und zwar meist im Spätherbst — sehr unter dem Andrang der Wellen und vertieft sich von Jahr zu Jahr. In Folge dessen ist der Badegrund hier stets tief genug, aber hin und wieder steinig, wenn nämlich die untere Geröllschicht entblößt wird. Allerdings zeigen sich die Steine nur störend an der Grenzlinie zwischen Wasser und Strand, niemals weiter im Wasser; auch wechselt dies sehr. So wurde im letzten Sommer — 1890 — fast garnicht über einen steinigen Strand geklagt, da viel Sand angeschwemmt war. Besonders steinig ist die Stelle, wo am Oststrand bei starkem Ostwind gebadet wird. Hier fällt der Grund ziemlich steil ab, an dem Weststrand — dem gewöhnlichen Badestrand — indessen sehr langsam. Durch folgende Maßnahmen ließe sich meiner Ansicht nach der Uebelstand des zuweilen steinigen Badestrandes ganz oder theilweise beseitigen:

1. Durch sorgfältiges Hinwegräumen der Steine am Herrenstrande und zwar, wenn möglich, bei tiefster Ebbe vor jeder Badezeit.
2. Durch tieferes Hineinschieben der Badekarren ins Wasser.

3. Durch Anbringung von kleinen beweglichen hölzernen Brücken in's Meer hinein, um dadurch über die steinigen Stellen hinweg zu kommen.
4. Event. durch Anlage eines neuen Badeplatzes in der Mitte der Ostseite (gegenüber Reimers Pavillon), wo sich durch die stetige Sandanschwemmung ein weicher, sandiger Strand gebildet hat. Es war dies schon vom Gouverneur Barkly in Aussicht genommen.

Außer auf der Düne giebt es auch auf Helgoland selber einen Strand, der zum Baden benutzt wird und südlich vom Fluthmesser liegt. Hier ist in den letzten Jahren nur wenig gebadet worden (siehe die folgende Zahlenübersicht Nr. 20). Wenn derselbe indessen besser in Stand gehalten würde, ließe er sich — besonders bei Unterbrechung der Ueberfahrt zur Düne — noch mehr als Badeplatz verwerthen.

Badeeinrichtungen.

Dieselben lassen Manches zu wünschen übrig und würde eine vollkommenere Einrichtung, sowohl der Badekarren, wie besonders des Warmbadehauses auf Helgoland wesentlich zur Hebung des Bades beitragen. Ich übergehe ein spezielleres Eingehen auf die Schäden des letzteren, da nicht eine Verbesserung sondern nur ein vollständiger Neubau, wie er auch in letzter Zeit beabsichtigt wurde, den Ansprüchen der jetzigen Zeit entsprechend und gegenüber der Concurrenz anderer Nordseebäder, geboten ist. — Die mit dem Seebad jedesmal verbundene Fahrt nach der Düne, welche hin und wieder als ein Uebelstand bezeichnet worden ist, halte ich vom sanitären Standpunkte aus für einen Vortheil. Der dadurch bedingte tägliche Aufenthalt auf dem Wasser trägt sicher viel zur Hebung der Gesundheit und zur schnellen Kräftigung des Körpers bei, die grade auf Helgoland oft schon nach sehr kurzer Zeit erfolgt.

Aus folgender Zusammenstellung (Uebersicht Nr. 20, Seite 68) läßt sich ersehen, wieviel Fährkarten zur Düne und wieviel Bäder jeglicher Art während der Badezeit, Juni bis October, in den letzten Jahren verabfolgt worden sind.

2. Helgoland als Luftkurort.

Während Helgoland als Seebadeort, d. h. nach den in seinem Meerwasser liegenden Heilwirkungen mit andern Nordseebädern ersten Ranges auf gleicher Stufe steht, nimmt es als Luftkurort betrachtet, d. h. nach den Vorzügen, welche die ihn umgebende Seeluft und die meteorologischen Eigenschaften desselben — sein Klima — vor andern Seebädern besitzen,

Uebersicht Nr. 20.

Zahl der von 1886 bis 1890 verabfolgten Bäder.*)

	1886	1887	1888	1889	1890
Fährkarten	20 968	19 923	18 517	23 400	23 543
desgl. für Kinder	2 468	1 742	1 549	1 733	1 567
Bäder auf der Düne:					
Fährkarten u. Dünen(Wagen)bäder	21 099	18 596	13 674	18 554	16 038
desgl. für Kinder	1 477	1 278	765	1 150	757
Dünenbäder (allein)	2 500	3 272	2 635	3 653	3 539
desgl. für Kinder	250	165	136	169	229
Bäder im Warmbadehause:					
Schwimmbad	579	694	264	685	570
desgl. für Kinder	105	55	26	64	49
Warmbad	2 436	2 183	2 074	2 403	2 429
desgl. für Kinder	674	497	444	399	372
Warmbad für hies. kleine Kinder .	172	153	94	75	85
Sturzbad	105	78	18	29	40
Russisches Dampfbad	6	28	14	14	14
Sitzbad	31	37	19	50	35
Bäder auf Helgoland selbst am Südoststrand (zwischen Fluthmesser-Südspitze) = Strandbad . . .	13	95	6	39	50
desgl. für Kinder	12	2	0	7	15

weitaus den ersten Platz ein. Dieser Vorzug läßt sich ziffermäßig nachweisen, wenn man die Seeluft bei Helgoland ebenfalls nach ihren chemischen, thermischen und mechanischen Reizwirkungen als solche und im Vergleich mit andern Nordseebädern tabellarisch näher in's Auge faßt.

a. Die Seeluft bei Helgoland als chemischer Reiz.

Daß die Seeluft hier besonders salzhaltig ist, sollte man aus der insularen Lage Helgolands vermuthen und jeder Fremde wird davon überzeugt sein durch den salzigen Geschmack der Lippen, den Belag der leicht zu Dermatitis neigenden Haut, der Brillen, die oft geputzt werden müssen. Allerdings findet man auf den Fenstern des 60 m hohen Leuchtthurmes nach starkem Wind (Stärke 6) Salzkrystalle. Bei genaueren chemischen Untersuchungen, die anderweitig von mir veröffentlicht sind, habe ich den Salzgehalt der Luft indeß nicht nachweisen können — ebenso wie andere Beobachter — und spricht dies dafür, daß es sich um eine mechanische Beimengung der Seeluft mit Salztheilen handelt, die nur in der Nähe

*) S. Hauptbuch des Badedirectors.

der See wirksam ist und bei der Entfernung vom Strande bald abnimmt. Dann aber verdient Helgoland wegen seiner Kleinheit und stetigen Meeresnähe noch mehr unter den Seebädern als Salzinhalatorium bevorzugt zu werden, da man hier weit mehr wie in andern Seebädern Veranlassung findet, sich segelnd auf dem Meere selbst aufzuhalten. Ueber den Ozongehalt der Seeluft habe ich vom 11. December 1887 bis 1. März 1888 an der Hand der Lender'schen Farbenscala, welche Zahlen von 1—14 enthält, Untersuchungen gemacht und gefunden (wie die Zahlen der folgenden Tabelle zeigen) daß die Seeluft bei Helgoland einen sehr hohen Ozongehalt besitzt. Im Vergleich zu andern im Reichsanzeiger veröffentlichten Beobachtungen konnte ich weitaus die höchsten Zahlen constatiren (Ozontabelle Nr. 9), wobei allerdings die stärkere Luftströmung an der See, unter deren Einfluß sich das Ozon(Jod)papier auch meist stärker blau färbt, in Betracht gezogen werden muß.

Tab. Nr. 9.

Ozon-Beobachtungen auf Helgoland

mit Angabe der Windrichtung (WR.) und Stärke (St.).

1887 December	8 Uhr Vm.	2 Uhr Nm.	8 Uhr Nm.	7 Uhr Vormittags	2 Uhr Nachmittags	9 Uhr Nachmittags
1.	10	3	10	SW 5 ●	SW 6 ●	NW 4 ●
2.	12	12	11	W 4	W 4	SW 4
3.	12	11	12	SW 7	SW 8	W 7
4.	12	2	9	SW 4 ●	SW 3 ●	W 3 ●
5.	13	12	2	NO 1	S 1	SW 1 ●
6.	11	6	3	S 2	S 1	S 6 ●
7.	11	2	10	SW 1 ● ✳ △	SW 2 ● ✳ △	SW 3 ● ✳ △
8.	13	9	10	W 3 ● ✳ ●	SW 4 ● ✳ △	SW 5 ● ✳ △
9.	13	11	9	SW 6 ●	W 7 ●	W 6 ●
10.	11	12	12	W 8 ● ✳	W 6 ● ✳	NW 2 ● ✳
11.	12	12	12	NW 2 ● ✳	W 3 ● ✳	NW 1 ● ✳
12.	10	10	11	NW 1	W 2	SW 3
13.	12	2	12	S 4 ● △	S 5 ● △	S 6 ● ✳
14.	12	2	9	SW 5	W 1	S 1 ≡
15.	11	3	8	S 3	S 3 ●	S 2 ●
16.	13	12	11	S 3 ●	S 6 ●	SW 6 ●
17.	12	11	13	SW 5 ● △	SW 7 ● △	W 6 ● △
18.	14	12	13	W 4 ● ✳ △	SW 3 ● ✳ △	W 2 ● ✳ △
19.	13	12	12	C ● ✳ △	N 1 ● ✳ △	W 1 ● ✳ △
20.	13	12	13	NW 1 ✳	N 1 ✳	NO 1 ✳
21.	13	12	13	NO 1 ✳	NO 2 ✳	NO 2
22.	14	12	3	NO 2 ●	N 1	SW 1 ●

● Regen ✳ Schnee △ Graupeln ≡ Nebel C Calmen (Windstille).

1887 December	8 Uhr Vm.	2 Uhr Nm.	8 Uhr Nm.	7 Uhr Vormittags	2 Uhr Nachmittags	9 Uhr Nachmittags
23.	14	12	13	NW 4	NW 4 ✳	NW 5 ✳
24.	14	12	13	NO 3	NO 3	NO 4 ✳
25.	14	12	11	NO 3 ✳	NO 2 ✳	NO 4
26.	12	11	12	NO 5 ✳	NO 4 ●	NO 4
27.	12	12	12	NO 4	NO 5	NO 4
28.	12	11	12	NO 4	NO 5	NO 3
29.	12	10	12	NO 2 ✳	NW 1 ✳	NO 3
30.	12	12	8	NO 2	N 1	NW 1 ✳
31.	12	13	8	NO 1	O	SO 1 ✳ ≡

1888 Januar	8 Uhr Vm.	2 Uhr Nm.	8 Uhr Nm.	7 Uhr Vormittags	2 Uhr Nachmittags	9 Uhr Nachmittags
1.	9	4	12	S 2	S 2	S 2
2.	12	2	11	S 3	S 3 ≡	S 3
3.	12	2	12	S 3 ● ≡	W 1 ● ≡	NW 1 ≡
4.	10	2	10	S 1 ≡	S 2 ≡	S 2 ≡
5.	12	2	10	S 3 ≡	S 3 ≡	S 4 ● ≡
6.	12	2	3	SW 3 ●	SW 2 ● ≡	SW 2 ● ≡
7.	13	2	2	SW 3 ● ≡	SW 4	W 2 ●
8.	13	12	13	SW 3 ≡	W 4 ● ≡	W 4 ● ≡
9.	12	13	12	NW 4 ≡	NW 2	NW 2 ● ≡
10.	11	10	13	W 1 ≡	NW 2 ≡	W 2 ● ≡
11.	12	11	12	W 2 ≡	NW 2 ≡	NW 2 ≡
12.	12	11	12	NO 1	O 1 ≡	O 1 ●
13.	10	2	4	C ≡	SW 1	SW 1 ●
14.	12	12	12	C	O 1	O 2
15.	12	12	12	O 1	O 2	O 1
16.	12	12	12	O 2	O 2	O 3
17.	12	12	12	O 1	O 1	C ≡
18.	12	13	13	NW 1	NW 2 ●	N 1 ≡
19.	11	1	11	S 1	SW 1	W 3 ●
20.	12	12	12	W 3	W 4 ≡	W 4
21.	11	2	2	SW 5 ● ≡	SW 6 ● ≡	SW 6 ● ≡
22.	9	10	10	SW 1 ≡	W 2 ●	W 2 ● ≡
23.	12	13	12	W 2	W 4	W 5 ●
24.	13	12	13	W 5 ● ≡	W 5	W 5 ● ≡
25.	13	13	12	W 5 ●	W 6 ●	W 5 ●
26.	12	12	13	SW 6 ●	NW 5 ●	N 8 ●
27.	12	12	12	N 5 ● △	W 5 ● △	NW 5 ● △
28.	13	12	11	NO 8	NO 5	NO 4
29.	11	11	12	NO 3	NO 3	NO 3
30.	12	1	10	C ✳	S 1 ✳	S 3 ✳
31.	12	1	11	S 4	S 5	SO 3

1888 Februar	8 Uhr Vm.	2 Uhr Nm.	8 Uhr Nm.	7 Uhr Vormittags	2 Uhr Nachmittags	9 Uhr Nachmittags
1.	12	1	8	S 1	W 1	W 3 ●
2.	12	1	12	W 3 ● ✳	W 2 ● ✳	W 3 ● ✳
3.	13	12	13	W 4	W 3	W 5 ●
4.	12	11	11	NW 7	NW 7	NW 7 ●
5.	11	11	11	W 6	W 7 ●	W 6 ●
6.	12	12	12	NO ● ≡	NO 2	NO 1 ● ≡
7.	12	11	11	SW 3 ●	W 3	W 2 ●
8.	12	13	13	NW 5	NW 5	NW 6
9.	13	2	12	C	S 2	NW 2 ●
10.	13	11	13	SW 2	SW ● ✳ △	SW 4 ● ✳ △
11.	13	11	13	SW 4	SW 4 ✳	SW 5
12.	12	6	13	W 2	W 2	W 1
13.	12	12	11	SW 2	SW 2	SW 4 ✳
14.	12	10	13	SO 3	SO 2	O 4 ✳
15.	14	13	14	O 3 ✳	NO 1	NO 4 ✳
16.	14	13	13	NO 8 ✳	NO 8 ✳	NO 7
17.	13	13	14	NO 5 ✳	NO 5	NO 4 ✳
18.	14	13	13	NO 4 ✳	NO 2 ✳	O 2 ✳
19.	14	13	13	NO 4	NO 3	O 3
20.	13	12	13	O 3	NO 4	NO 4
21.	13	13	13	NO 3	O 3	NO 4 ✳
22.	13	13	14	NO 4 ✳	NO 4 ✳	NO 4
23.	13	13	14	O 3	NO 2	NO 3
24.	14	12	14	NO 5 ✳	NO 5 ✳	NO 5 ✳
25.	13	13	14	O 3	O 3	O 2
26.	12	13	13	O 4	O 3	O 5
27.	13	12	13	O 6	NO 5	O 5
28.	13	12	14	O 5	NO 4	NO 3
29.	13	13	14	NO 3	NO 3	NO 4

Da neuerdings (von Prof. Liebreich) in dem Ozon eine bazillentödtende Eigenschaft entdeckt worden ist, erweist sich sein gehäuftes Vorkommen in der Luft vom sanitären Standpunkte als besonders werthvoll. Leider sind die Untersuchungsmethoden noch unvollkommen, so daß die Resultate mit Vorsicht aufgenommen werden müssen.

Unter den chemischen Eigenschaften der Seeluft spielt die negative, ihre Reinheit und das Fehlen fremder Beimengungen, eine besonders große Rolle und ist ihr wohl auch die Thatsache zu danken, daß Heuasthmatiker sich im Frühjahr besonders gut auf Helgoland befinden.

Curvenkarte.

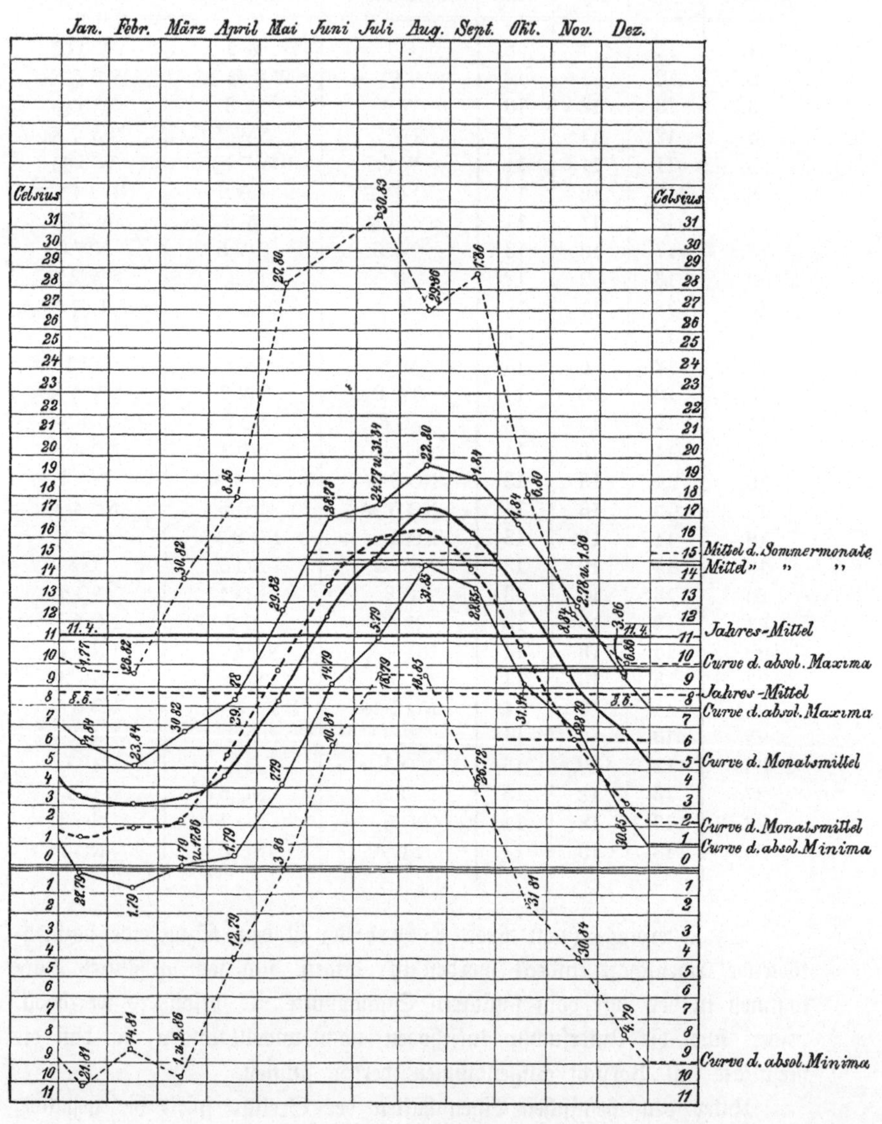

Luft — — — — Wasser ———

Curven der Temperatur-Mittel-Maxima und Minima

aus dem Decennium 1877/86 berechnet.

b. Als thermischer Reiz.

Der Vorzug der Seeluft bei Helgoland nach dieser Richtung hin liegt in seiner kühlen Sommer-, warmen Spätherbsttemperatur und in den geringen Schwankungen derselben, weshalb man das Klima als ein „sehr mildes" bezeichnen kann. Die nähere Begründung dieser Thatsache findet sich in dem allgemeinen Theil des Capitels „Klima".

Wie sehr diese Merkmale der Lufttemperatur Helgolands im Gegensatz zum Festland ausgeprägt sind, ist aus beigefügter Vergleichstabelle Nr. 10, Seite 74 u. 75 ersichtlich. (Siehe auch Curvenkarte S. 72.)

Danach wird Helgoland's hohe Luftwärme im Spätherbst von keinem der aufgezählten Orte erreicht. Ein Vergleich mit klimatol. Tabellen von Hann*) zeigt, daß die Durchschnittstemperatur Helgolands im October bis Januar diejenige von Bozen, Meran, Montreux und Lugano übertrifft. Es würde sich also ausgezeichnet als Winterkurort eignen, wenigstens für den ersten Theil des Winters. Im Frühjahr gestalten sich die Verhältnisse anders; die See nimmt nur langsam die Sommerwärme in sich auf, in Folge dessen ist die Seeluft dann verhältnißmäßig kühl und nicht so gut für empfindliche Personen zum Aufenthalt geeignet. Auch ist die Luft im Frühjahr oft nebelig; im Herbst fehlt dagegen der Nebel, nur treten beim Uebergang zur Herbstzeit (Ende September) häufig starker Sturm (Aequinoctialsturm) mit Regen auf, welcher dann fast alle Badegäste forttreibt. Mit Rücksicht hierauf, sowie auf die im Herbst oft auftretenden Niederschläge würde der Bau einer Wandelbahn, sowohl überhaupt wie im Interesse der Verlängerung der Saison sehr zweckmäßig sein.

c. Als mechanischer Reiz (Luftströmung).

Als mechanischer Reiz kann die Bewegung, Strömung der Luft, angesehen werden, welche in Gestalt der Winde bei Beurtheilung eines klimatischen Kurorts wesentlich in Betracht kommt. Auf den menschlichen Körper wirken starke Luftströmungen vortheilhaft und nachtheilig; nachtheilig, weil Winde, zumal trockene, bei empfindlichen Personen Katarrhe hervorrufen resp. unterhalten können. Für solche ist auf Helgoland das Unterland vorzuziehen, welches durch den vorliegenden Felsen gegen Nord- und Westwinde sehr geschützt und überhaupt den Winden nicht so ausgesetzt ist wie das Oberland. Vortheilhaft wirkt der Wind als Feind der Bacterien und Reiniger der Luft.

---

*) Hann's Klimatologie pag. 447.

Tab. Nr. 10.*) **Temperaturmittel aus dem Decennium**

Temperaturmittel von Helgoland

Ort	Januar	Februar	März	April	Mai	Juni	Juli	August	September	October	November	December	Jahr	Sommer (Juni, Juli, Aug.)	Spät-Herbst (Oct., Nov., Dec.)
Helgoland . . . φ 54° 11′, λ 7° 53′, H 44,0	1,7	2,2	2,6	6,0	9,8	13,7	15,9	16,4	14,6	10,3	6,4	3,3	8,6	15,3	6,7
*Borkum, 5jährig . φ 53° 53′, λ 6° 40′, H 4,0	1,5	2,5	3,2	7,3	10,8	13,9	16,7	16,0	14,6	9,8	5,1	2,5	8,7	15,5	5,8
Sylt . . . . . φ 54° 55′, λ 8° 19′, H 5	1,4	1,8	2,1	6,0	10,2	14,2	16,3	16,3	13,9	9,2	5,0	2,3	8,1	15,6	5,5
*Wilhelmshaven, 5j. φ 53° 32′, λ 8° 9′, H 10,7	1,2	2,5	3,1	7,5	11,3	14,4	16,9	15,9	14,3	9,3	4,5	1,9	8,6	15,7	5,2
Husum . . . . . φ 54° 28′, λ 9° 4′, H 13,2	0,1	1,5	2,5	6,9	11,0	15,2	17,1	16,4	13,4	8,7	4,0	1,2	8,1	16,2	4,6
Otterndorf . . . . φ 53° 48′, λ 8° 54′, H 6,2	0,1	1,9	2,6	6,9	11,2	15,1	16,7	16,3	13,6	8,6	4,3	1,1	8,2	16,0	4,7
Hadersleben . . . φ 55° 16′, λ 9° 30′, H 15,0	0,4	1,3	2,0	6,3	10,8	15,0	16,7	16,0	13,4	8,4	4,2	1,1	8,0	15,9	4,6
Apenrade . . . . φ 53° 3′, λ 9° 25′, H 21,0	0,8	1,6	2,1	6,0	10,5	14,6	16,5	16,0	13,2	8,6	4,9	2,5	8,0	15,7	5,3
Kiel . . . . . . φ 54° 19′, λ 10° 8′, H 4,7	0,6	1,8	2,5	6,5	10,9	15,0	16,8	16,2	13,6	8,9	4,8	1,7	8,3	16,0	5,1
Neustadt . . . . φ 54° 7′, λ 10° 49′, H 17,0	–0,5	0,8	1,7	6,1	10,9	15,2	17,0	16,3	13,6	8,3	4,0	0,7	7,8	16,2	4,3
Putbus . . . . . φ 54° 21′, λ 13° 28′, H 93,0	–0,8	–0,1	1,1	5,2	10,1	14,6	16,5	15,7	13,4	7,8	3,5	0,4	7,3	15,6	3,9
*Swinemünde, 5jähr. φ 53° 56′, λ 14° 7′, H 27,0	–0,1	0,7	1,6	6,5	11,2	15,1	17,9	15,9	14,6	8,4	3,4	0,9	8,1	16,3	4,2
Hela . . . . . φ 54° 36′, λ 18° 48′, H 5,0	–0,6	—	1,0	5,2	9,5	14,9	17,7	17,1	14,7	8,8	5,0	0,9	7,9	16,6	4,9
Memel . . . . . φ 55° 43′, λ 21° 8′, H 9,7	–2,6	–1,8	–1,1	5,0	9,6	14,8	17,0	16,1	13,2	7,1	3,0	–0,3	6,6	16,0	3,3
Oldenburg . . . . φ 53° 8′, λ 8° 13′, H 9,6	—	2,3	2,9	7,5	11,5	15,1	16,7	16,2	13,4	8,3	4,1	1,1	8,3	16,0	4,5
*Glückstadt, 9jährig . φ 54° 46′, λ 9° 26′, H 10,0	0,2	2,2	3,3	7,1	11,3	15,5	17,5	16,8	15,1	9,2	4,5	1,5	8,6	16,6	5,1
Hamburg . . . φ 53° 33′, λ 9° 58′, H 26,0	–0,3	1,4	2,5	7,3	11,5	15,5	17,0	16,4	13,8	8,4	4,0	0,8	8,2	16,3	4,4
Lübeck . . . . . φ 53° 52′, γ 10° 41′, H 20,0	–0,3	1,1	2,0	6,5	11,3	14,6	17,2	16,2	13,4	8,2	4,1	0,7	8,0	16,0	4,3
Tilsit . . . . . φ 55° 5′, λ 21° 54′, H 13,7	–3,7	–2,1	–1,2	5,5	10,6	15,7	17,3	15,9	12,8	6,2	2,0	–1,6	6,5	16,3	2,2
Kleve . . . . . φ 51° 48′, λ 6° 8′, H 51,0	–0,9	3,4	4,4	8,4	12,2	15,9	17,2	16,7	14,0	8,9	5,1	2,0	9,0	16,6	5,3
Köln . . . . . φ 50° 55′, λ 6° 57′, H 56,0	2,2	4,5	5,5	9,8	13,3	16,8	18,4	17,9	15,1	10,3	6,5	3,0	10,3	17,7	6,6

λ östliche Länge. φ nördliche Breite. H Seehöhe in Metern.

*) Siehe mein Buch „Die Nordseeinsel Helgoland“.

1877/86 von Helgoland im Vergleich mit andern Orten.

und 40 Orten Deutschlands.**)

Ort	Januar	Februar	März	April	Mai	Juni	Juli	August	September	October	November	December	Jahr	Sommer (Juni, Juli, Aug.)	Spät-Herbst (Oct., Nov., Dec.)
Helgoland . . . φ 54° 11′, λ 7° 53′, H 44,0	1,7	2,2	2,6	6,0	9,8	13,7	15,9	16,4	14,6	10,3	6,4	3,3	8,6	15,3	6,7
Aachen . . . . . φ 50° 47′, λ 6° 5′, H 177,0	2,4	5,0	6,0	9,8	13,7	16,9	18,0	18,1	15,3	10,3	6,6	2,9	10,3	17,7	6,6
Trier . . . . . φ 49° 46′, λ 6° 38′, H 146,0	1,1	4,0	5,3	9,4	13,5	17,2	18,6	18,0	14,6	9,5	5,8	1,9	9,9	17,9	5,7
Birkenfeld . . . . H 396,0	—0,7	1,9	3,2	7,3	11,4	15,1	16,3	15,9	12,8	7,5	3,9	—	7,9	15,8	3,8
Wiesbaden . . . φ 50° 5′, λ 8° 14′, H 113,5	—0,5	2,8	4,9	9,3	12,8	16,8	17,8	17,7	14,2	8,8	5,1	1,8	9,4	17,4	5,2
Langenschwalbach . . φ 50° 9′, λ 8° 45′, H 395,0	—1,3	1,3	2,4	6,8	10,9	14,9	16,8	16,1	12,5	7,2	3,5	—0,3	7,7	15,9	3,5
Göttingen . . . . φ 51° 32′, λ 9° 56′, H 150,0	0,7	1,9	2,8	7,8	12,0	15,7	17,2	16,4	13,4	8,3	4,1	0,6	8,3	16,4	4,3
*Friedrichsroda, 8jähr. φ 51° 22′, λ 10° 34′, H 353,0	—3,1	—0,1	1,4	6,2	11,0	14,3	16,3	15,0	12,7	6,6	2,1	—1,1	6,8	15,2	2,5
Langensalza . . . φ 51° 6′, φ 10° 38′, H 201,4	—0,8	2,0	3,2	8,1	12,7	16,4	17,8	17,2	14,1	8,6	4,3	0,7	8,6	17,1	4,5
*Rudolstadt, 5jährig φ 50° 44′, λ 11° 21′, H 217,0	—0,9	1,4	3,4	7,6	12,4	15,2	17,2	15,9	13,4	8,3	3,5	1,0	8,1	16,1	4,3
*Frankenhausen, 4jähr. φ 51° 32′, λ 11° 6′, H 131,0	—0,3	1,6	2,1	7,5	11,6	13,9	15,2	14,4	12,3	7,4	3,2	1,3	7,5	14,5	4,0
Halle . . . . . φ 51° 27′, λ 11° 57′, H 90,8	—0,6	1,7	3,1	8,2	12,8	16,8	18,2	17,3	14,3	8,7	4,2	0,7	8,8	17,4	4,5
Hechingen . . . . φ 48° 21′, λ 8′ 58′, H 546,1	—1,4	1,7	3,1	7,3	11,0	14,7	16,5	16,0	12,9	7,8	3,9	—0,4	7,8	15,7	3,8
Hohenzollern . . . φ 48° 19′, λ 8° 58′, H 859,0	—1,7	0,8	1,5	5,5	9,2	13,1	15,2	14,9	11,6	6,1	2,4	1,2	6,5	14,4	3,2
*Münster i./E., 5jähr. φ 48° 2′, λ 7° 7′, H 392,0	1,0	3,0	4,5	9,1	13,4	16,1	18,3	17,3	14,5	9,2	5,2	2,2	9,5	17,2	5,5
Darmstadt . . . . φ 49° 53′, λ 8° 40′, H 148,0	0,8	3,4	5,0	9,6	13,7	17,5	19,0	18,3	14,9	9,3	5,4	1,5	9,9	18,3	5,4
Berlin . . . . φ 52° 30′, λ 13° 23′, H 50,0	—0,1	1,6	3,0	8,1	13,1	17,4	19,0	17,8	14,8	8,7	4,4	1,1	9,1	18,1	4,7
*Grünberg, 9jährig . φ 51° 56′, λ 15° 30′, H 148,0	—1,2	0,9	2,3	7,7	12,6	16,4	17,9	16,6	14,6	8,1	3,4	0,2	8,3	17,0	3,9
Ratibor . . . . φ 50° 6′, λ 18° 13′, H 196,2	—1,4	0,5	2,4	8,1	12,7	16,8	18,8	17,4	14,3	8,6	3,7	1,4	8,5	17,7	4,6
Beuthen . . . . φ 50° 21′, λ 18° 55′, H 290,0	—2,2	—0,2	1,3	7,3	12,2	16,4	17,9	16,5	13,6	8,0	3,0	—1,1	7,8	16,9	3,3
*Landeck, 7jährig . φ 50° 21′, λ 16° 51′, H 445,0	2,8	0,2	1,1	5,5	10,4	14,2	16,2	14,6	12,3	6,9	2,1	1,1	6,7	15,0	3,4

λ östliche Länge. φ nördliche Breite. H Seehöhe in Metern.

**) Die Temperaturgrade sind an dieser wie an allen andern Tabellen in Celsius angegeben.

Temperaturmittel von Helgoland und 11 englischen Plätzen.

(Aus Fahrenheit in Celsius umgerechnet.)

Ort	Jahr	Januar	Februar	März	April	Mai	Juni	Juli	August	September	October	November	December
Helgoland . .	8,6	1,7	2,2	2,6	6,0	9,8	13,7	15,9	16,4	14,6	10,3	6,4	3,3
Torquay . . .	9,6	4,9	6,3	6,2	7,6	10,3	13,3	15,0	15,4	13,4	10,3	7,6	5,4
Plymouth . . .	10,5	5,2	6,4	6,4	8,3	11,1	14,1	15,7	16,0	13,5	10,3	7,6	5,6
Ventnor . . .	10,1	5,0	6,1	6,3	8,1	10,8	13,7	15,4	16,1	14,6	11,3	8,0	5,9
Hull	8,5	2,9	4,4	4,6	6,9	9,7	12,9	15,2	14,9	12,7	8,8	5,7	2,9
Brighton . . .	9,8	3,6	5,9	6,3	8,6	11,2	14,4	16,2	16,3	14,3	10,1	6,8	4,3
Carlisle . . .	8,0	2,4	4,3	4,3	6,8	9,3	12,3	14,3	14,3	12,0	8,3	5,1	2,3
Liverpool . . .	8,6	3,5	4,8	5,0	7,2	9,8	13,0	14,1	14,2	12,4	8,7	6,3	4,1
Guernsey . . .	10,2	5,6	6,5	6,8	8,3	10,7	13,2	15,0	15,8	14,3	11,4	8,5	6,7
London	9,3	3,4	5,1	5,7	8,2	11,4	14,8	15,5	15,7	13,1	9,3	6,1	3,6
Cambridge. . .	9,2	3,6	4,8	5,3	7,6	10,9	14,3	16,1	16,0	13,5	9,3	6,0	3,3
Oxford	9,4	3,3	5,2	5,6	8,1	11,1	14,5	16,2	16,0	13,6	9,4	6,2	3,6

Temperaturmittel des Sommers (Juni, Juli, August) von Helgoland und Schweizer Höhenkurorten.

Ort	Höhe m	°C.	Ort	Höhe m	°C.
Helgoland	44	15,3	Heustrich	640	14,9
Lugano	275	20,8	Schönbrunn	698	15,8
Basel	278	17,8	Pay d'enhaut (Bern) .	1000	13,7
Bex	437	17,9	*Engelberg	1019	12,9
Gersau	460	17,9	*Beatenberg	1148	13,8
Muri	462	17,2	Chaumont	1152	13,4
*Vitznau	440	17,2	Churwalden	1213	13,4
Zürich	470	17,6	Kloster	1207	13,0
Glarus	473	16,6	*Davos	1650	10,8
*Ragaz	531	17,1	Rigikulm	1784	8,1
*Thun	565	16,6	Silsmaria	1811	10,4
Interlaken	568	17,3	Grimsell	1874	9,1
*Luzern	590	16,9	Gotthard	2093	7,0
Brienz	604	16,8	Helgoland	44	15,3

Die mit einem * bezeichneten Orte sind nur 6jährig berechnet.

Im Spätherbst ist dies Verhältniß umgekehrt, sodaß die für October, November, December im Mittel für 10 Jahre ausgerechnete Temperatur Helgolands 6,7° C. von keiner der 40 Städte erreicht wird.

Eine starke Durchlüftung des Körpers kühlt die Haut ab, vermindert dadurch die Erregbarkeit der Nerven und wirkt so abhärtend. Außerdem wird dadurch die Lungenthätigkeit und hiermit der Stoffwechsel angeregt. Ganz besonders trifft dies zu für den Seewind, welcher — im Gegensatz zum Landwind — theilweise oder ganz keimfrei genannt werden kann. Diese sanitären Vortheile der Luftströmungen sind besonders in Helgoland ausgeprägt. Ihnen verdankt es hauptsächlich die belebende, kräftige Wirkung seiner Luft, und zwar ist hierin das Oberland etwas mehr bevorzugt. Da Helgoland nun nicht an, sondern in der See liegt, so erhält es auch reinen Seewind bei jeder Richtung des Windes — ein wesentlicher Vorzug vor fast allen Seebädern, die theils an der Küste, theils am Wattenmeer liegen und häufig mit Landwinden auch Landluft haben. Dieser Vorzug Helgolands läßt sich erkennen aus beifolgender Zahlenübersicht, welche die vorherrschende Windrichtung und Windstärke für die genannten Orte während der Sommerzeit anzeigt. (Tabelle Nr. 11, Seite 78 und 79.)

Die Beobachtungen sind ebenfalls von der Commission zur Untersuchung der deutschen Meere ausgeführt. Die in der Columne „See-Seite" befindlichen Windrichtungen sind für den genannten Ort als Seewinde anzusehen und zwar die fettgedruckten, 120 Seemeilen vom Lande entfernt = völlig keimfrei, die andern = 30 Seemeilen vom Lande entfernt = ziemlich keimfrei. Diese Tabellen finden sich in der inhaltreichen Schrift: „Die Wirkungsweise der Seebäder" von Dr. Arnold Hiller,*) Privatdocent in Breslau. Als Beleg, daß auch andere Schriftsteller den Werth Helgolands als Seebad hochschätzen, mögen nachstehende Worte hier Platz finden, welche Hiller den Tabellen folgen läßt. Er sagt:

„Bei den Nordseebädern hingegen bilden Seewinde während der fünf Sommermonate geradezu die Regel. Obenan steht Helgoland, welches aus jeder Himmelsrichtung Seewind bekommt, mithin ununterbrochen zu jeder Tages- oder Jahreszeit dem Kurgast reine Seeluft darbietet und zwar, bei dem Vorherrschen der echten Seewinde während der Badezeit, überwiegend völlig staub- und keimfreie Seeluft. Günstig für die Wirksamkeit einer Luftbadekur wirken hierbei noch die Kleinheit der Insel, die verhältnißmäßig geringe Zahl der Bewohner und der Haushaltungen auf der Insel, die

*) Dr. Arnold Hiller, Die Wirkungsweise der Seebäder, pag. 38.

Tabelle Nr. 11. **Vorherrschende Windrichtung und Windstärke.**

I. Nordsee.

Ort	Seeseite	Beob.-Jahre	Vorherrschende Windrichtung	Mai	Juni	Juli	August	September
Helgoland .	**N** **NW** (S) **W** (SO) **SW** (O) (NO)	10	a. Richtung Häufigkeit (Jahre) b. Stärke c. **See- zu Landwind**	NW_3 W_1 NO_3 N_1 SW_2 2,0 **10 : 0**	W_3 NW_4 N_2 NO_1 1,8 **10 : 0**	W_8 NW_1 N_1 2,0 **10 : 0**	W_3 N_1 SW_3 O_1 NW_2 2,1 **10 : 0**	W_3 S_1 SW_3 O_2 NW_1 2,3 **10 : 0**
Sylt . . .	**NW** **W** **SW** **S** N SO	6	a. Richtung Häufigkeit (Jahre) b. Stärke c. See- zu Landwind —	NW_2 W_2 N_1 SW_1 3,4 6 : 0 —	NW_2 NO_1 W_3 — 3,2 5 : 1 —	NW_2 W_4 — 3,3 6 : 0 —	NW_1 W_3 SW_2 3,2 6 : 0 —	NW_1 W_2 SW_3 3,5 6 : 0 —
Borkum . .	**N** **NO** **NW** **W** SW	4—7 wechselnd	a. Richtung Häufigkeit (Jahre) b. Stärke c. See- zu Landwind	N_1 W_2 NO_1 3,1 4 : 0	N_3 NW_2 W_2 3,5 7 : 0	N_1 W_4 — 3,2 5 : 0	N_1 NW_1 O_1 W_4 2,1 6 : 1	W_2 O_1 SW_3 — 3,5 5 : 1
Wyk . . .	**SW** **W** **NW** N S —	2 Jahre 1880 1887	a. Richtung Häufigkeit (Tage) b. Stärke c. See- zu Landwind —	— — — — — —	— — — — — —	SW_{40} O_3 SW_{24} NO_4 W_{24} SO_9 N_8 S_{11} 8,8 : 3,5	SW_{15} W_{24} NO_{10} NW_{25} O_7 N_8 SO_{15} S_{10} 6,1 : 5,0	SW_{22} O_2 W_{10} NO_8 NW_{20} SO_{13} N_9 S_{11} 6,2 : 4,3

II. Ostsee.

Ort	Seeseite	Beob.-Jahre	Vorherrschende Windrichtung	Mai	Juni	Juli	August	September
Rügen . . .	N **NO** **O** SO W NW	10	a. Richtung Häufigkeit (Jahre) — b. Stärke c. See- zu Landwind	NO_2 O_1 SW_2 NW_1 S_2 W_2 2,8 6 : 4	N_1 W_3 NO_1 SW_3 SO_1 NW_1 2,7 7 : 3	NW_1 SW_1 W_6 S_2 — — 2,75 7 : 3	NO_1 O_1 W_6 S_1 SO_1 2,8 9 : 1	NW_1 SW_3 W_2 S_2 O_1 SO_1 2,9 5 : 5
Hela . . .	**N** NO O **NW** — —	10	a. Richtung Häufigkeit (Jahre) — b. Stärke c. See- zu Landwind	N_1 NO_7 S_1 O_1 — 4,7 9 : 1	N_3 NO_5 S_1 NW_1 — 4,6 9 : 1	N_1 W_5 NO_1 SO_1 NW_2 — 4,8 4 : 6	N_1 NO_2 O_1 W_2 NW_1 SW_3 4,9 5 : 5	N_1 NO_1 W_4 O_3 S_1 — 4,9 5 : 5
Friedrichsort .	**NO** N O — — —	10	a. Richtung Häufigkeit (Jahre) — b. Stärke c. See- zu Landwind	NO_2 NW_4 N_2 SW_2 — — 4,1 4 : 6	N O_1 NW_4 N_2 SW_2 SO_1 — 4,1 3 : 7	N_1 W_7 SW_2 — — 3,7 1 : 9	SW_5 O_2 W_2 N W_1 3,8 2 : 8	O_2 SW_6 W_1 S_1 — 3,5 2 : 8
Travemünde .	**NO**	10	a. Richtung Häufigkeit (Jahre) — — b. Stärke c. See- zu Landwind	NO_3 N_2 NW_2 SW_2 W_1 — 3,9 3 : 7	NO_1 N_4 NW_2 W_2 SW_1 — 3,6 1 : 9	W_6 N_1 SW_2 NW_1 — 2,2 0 : 10	NO_1 W_5 SW_1 NW_1 O_1 N_1 3,2 1 : 9	SW_5 W_4 SO_1 — — 3,8 0 : 10

63 m hohe Erhebung über die Meeresfläche und die Kahlheit und Ebene der Inseloberfläche (Oberland), welche durch keinerlei Baumwuchs oder Hügelbildung die Einwirkung des Seewindes auf den Körper hindert. Dabei ist Helgoland von heftigen Winden während des Sommers frei. Alle diese Eigenschaften machen Helgoland zu einem von der Natur gleichsam hierzu geschaffenen Luftkurort ersten Ranges."

Aus vorstehenden Bemerkungen ergiebt sich der auch von Andern gewürdigte hohe Werth Helgolands als Seebad, und schließe ich mit dem Wunsche, daß dieser wirkliche Werth der Insel durch zweckmäßige Einrichtungen und Verbesserungen mehr noch als bisher der leidenden Menschheit und dem Wohle der Insulaner zu gute kommen möge.

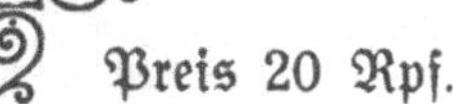
Preis 20 Rpf.

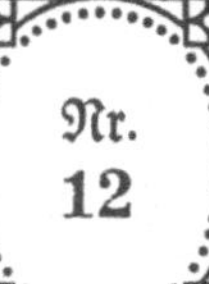

Preis 20 Rpf.

De Reis' no Helgoland

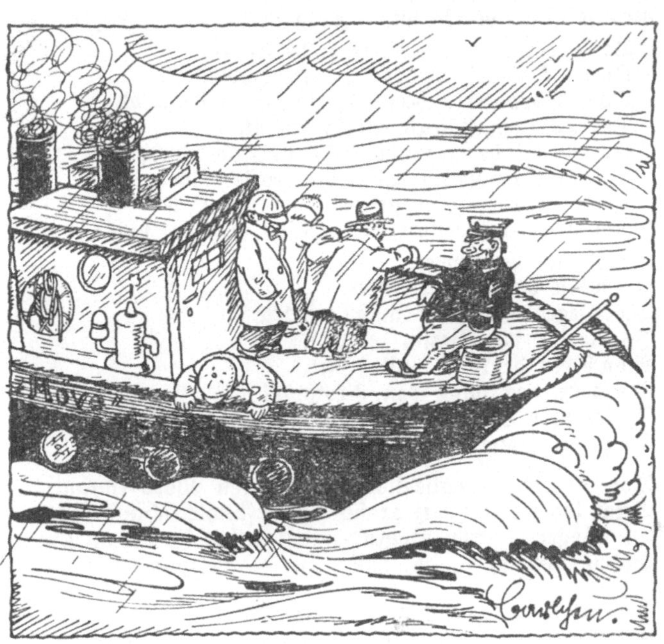

Plattdeutsches Originalcouplet

von

Heinrich Köllisch

Hamburger Volkshumorist.

Verlag Ernst Oehrlein, Hamburg 13, Erindelhof 75

Melodie: Wien bleibt Wien.

Hein Meier — Curl Dreier — de Fleegenweert Jan Witt
Denn noch een — so'n klook'n — Berliner nomens Smidt,
De meuk'n — letzt Sommers — een Fohrt no Helgoland.
Nu heurt to — ick segg Jo — dat Ding is int'ressant!
Freuh morgens — Klock söben — good mit Fourosch
versehn;
Hauptsächlich — vor allen — verschied'ne Buddel Köm.
So käm'n se — befracht nu — mit alle Mann an Bord.
Präzise — Klock acht nu — gung endlich los de Fohrt.
De Berliner harr sick nobel utstaffiert;
Antog hochmodern, dat Hoor pomodisiert,
Op'n Kopp seet scheef em, no de neeste Mod
De nee'e opgebügelte Zylinderhoot.
So stolzter he mitt'nmang de Lüd an Bord,
Oeberall grotsnutig, gliek dat eerste Word;
Seekrank werden, seggt he, is ja lächerlich!
Een richtigen Berliner, den passiert ja sowat nicht!
Dorbi kickt he umher,
As wenn dat gor nix weer.
Die Jegend hier, ick muß gesteh'n,
Is beinah' wie Berlin so schön!
Manch een denkt sick vull Wut:
Nu heur doch bloß den Grotsnut!
Op eenmol änner sick de Geschicht' —
Cuxhob'n kummt in Sicht.

Dor plötzlich — entsetzlich — mit een'n Word enorm,
Bridt los nu — ganz gräsig — en fürchterlichen Storm,
De Wogen — in'n Bogen — de pietscht he hen un her,
Dat Schipp nu — dat gung Ju — gottsjämmerlich to
kehr!
Hein Meier — Curl Dreier — Jan Witt, de Fleegenweert,
Verschied'ne — noch annere — de hett dat gor nich
reuhrt,
Bloß unse — Berliner — holl sick dat Liev, harjees;
De Grotsnut — seeg grod ut — wie Boddermelk un Käs.
Doch op eenmol, ehr sick eener harr versehn,
Fangt de Berliner nu ganz osig an to speen.
En Judenolsch, de grode vis-a-vis em seet,
De krigt de ganze Lodung langs dat nee sied'ne Kleed.
De Olsch, de fallt vor Schreck in Ohnmacht op de Eer,
Ritt den Berliner mit sick, de fallt över ehr.
He verlüßt sien Bibi, un beide fallt se grod
Op den nee'n opgebügelten Zylinderhoot.

Bald de Minschen leegen
Op Deck rum wie de Fleegen,
Kunn' nich leben, kunn' nich starb'n,
Mancheen stöhnt: Och, wie sall dat ward'n!
Nu erst de Berliner,
De vertrock keen Mien mehr.
So käm'n se denn no Helgoland,
Wer Lust harr, gung an' Strand.

Na endlich — det Obends — so gegen söben Uhr,
Dor gung dat — bi lütt'n — no Hamborg denn retour.
To Koje — leeg moje — de Berliner noch un stöhn,
Wie schändlich — harr gor nix — vun Helgoland mol sehn.
De Trüchweg — weur ok slecht — denn wiet achter Cuxhob'n,
Dor käm he — bi lütten — na endlich denn to Gnod'n,
He zappelt — un krabbelt — sick ut de Koje rut,
Harrjeeses — harrjeeses — wie seeg de Kerl bloß ut!
Wie he wedder keum tun eerstenmol an Deck,
Harrjees, wat kreg'n de Passagiers dor bloß for'n Schreck,
De feine Mann, o Gott, wie weur he antosehn,
Grod akkurot as wie von'n Hoppenmarkt so Een,
Vun ünn bett bob'n voll luder Plack'n seet de Rock,
De hogelnee'e Büx harr achdern grotes Lock,
Un wie so'n Pannkook'n plattgedrückt weur grod
De nee'e opgebügelte Zylinderhoot.

Vor Lachen sick all'ns trudel,
Wie so'n begot'n Pudel
Stunn he dor, doch wie gelung'n,
Sien groote Snut weer ganz verswunn'.
Doch bi sick in' Geheem'n,
Dor flucht he ganz gemeen:
Der Teufel hol' Euch allesamt!
Nie mehr nach Helgoland!

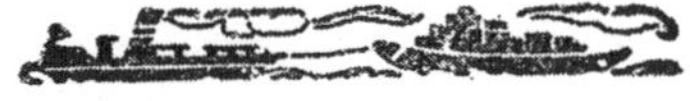